临床营养护理指南
——肠内营养部分

（第 2 版）

主编：彭南海　黄迎春

东南大学出版社
·南京·

图书在版编目(CIP)数据

临床营养护理指南.肠内营养部分/彭南海,黄迎
春主编.—2版.—南京:东南大学出版社,2019.11(2021.8重印)
ISBN 978-7-5641-8573-2

Ⅰ.①临…　Ⅱ.①彭…②黄…　Ⅲ.①临床营养—护
理学—指南　Ⅳ.①R459.3-62②R473.1-62

中国版本图书馆 CIP 数据核字(2019)第 223666 号

临床营养护理指南——肠内营养部分

主　　编	彭南海　黄迎春	
出 版 人	江建中	
责任编辑	张　慧	
出版发行	东南大学出版社	
	(江苏省南京市四牌楼 2 号东南大学校内　邮政编码 210096)	
网　　址	http://www.seupress.com	
印　　刷	江阴金马印刷有限公司	
开　　本	710mm×1000mm　1/16	
印　　张	8.25	
字　　数	152 千字	
版　　次	2019 年 11 月第 2 版	
印　　次	2021 年 8 月第 2 次印刷	
书　　号	ISBN 978-7-5641-8573-2	
定　　价	39.00 元	

(﹡东大版图书若有印装质量问题,请直接与营销部联系,电话 025-83791830)。

《临床营养护理指南——肠内营养部分》
编委会

主　编　彭南海　解放军东部战区总医院
　　　　　黄迎春　解放军东部战区总医院

副主编　王新颖　解放军东部战区总医院
　　　　　李　卡　四川大学华西临床医学院/华西医院
　　　　　许　勤　南京医科大学护理学院
　　　　　吴蓓雯　上海交通大学附属瑞金医院

编　委　（以姓氏笔画顺序）
　　　　　马玉芬　北京协和医院
　　　　　王　莹　天津市第一中心医院
　　　　　王秀锋　解放军兰州总医院
　　　　　叶向红　解放军东部战区总医院
　　　　　伍友春　深圳市第三人民医院
　　　　　李素云　华中科技大学同济医院附属协和医院
　　　　　李　秦　第四军医大学第一附属医院
　　　　　李惠玉　解放军东部战区总医院
　　　　　刘　芳　首都医科大学宣武医院
　　　　　刘　娜　解放军总医院
　　　　　张淑香　山东省千佛山医院
　　　　　张　然　江苏健康职业学院临床与护理学院
　　　　　陈玉英　中山大学附属第一医院
　　　　　邵小平　上海长征医院
　　　　　周兴梅　上海市第一人民医院
　　　　　胡　芳　天津医科大学总医院
　　　　　段宝凤　云南省第二人民医院
　　　　　姜文斌　青岛大学附属医院
　　　　　黄　莉　北京 301 医院
　　　　　梁　枫　南京大学医学院
　　　　　景　峰　上海交通大学医学院附属瑞金医院
　　　　　蒋　琰　上海交通大学医学院附属瑞金医院
　　　　　颜　萍　新疆医科大学第一附属医院

前　言

临床营养自 20 世纪 70 年代初进入中国以来,随着医学基础研究的不断深入,营养支持在临床应用中得到了快速发展,已经成为临床综合治疗中不可或缺的一部分,不断发展的同时也对护理提出了新的要求与挑战。

在临床营养工作中,护理不仅要有扎实的理论功底和娴熟的操作技能,更需要有专业思维能力和技术,如对患者进行营养风险筛查与评估,参与建立和维护肠内肠外营养支持的途径,观察监测营养治疗的疗效与并发症,相关监测仪器设备的使用等。目前,临床上营养护理相关理论知识及操作缺乏规范培训和统一要求,营养护理教育及应用缺乏深入普及和推广,因此临床营养护理指南的出版和修订势在必行,对实施专业化、规范化的临床营养治疗与护理有着十分重要的意义。

中华医学会肠外与肠内营养学分会护理学组自 2009 年成立以来,在学组全体委员的努力下,编写了《临床营养护理指南——肠内营养部分》(2012),《肠外与肠内营养护理学》等相关书籍。随着学科的不断发展,《临床营养护理指南——肠内营养部分》(2012)需要更新、补充、修改和完善,征得有关专家学者意见和建议,各编委充分查阅国内外临床营养相关的最新研究进展,并与我国临床营养护理实践紧密结合,在第一版的基础上,对其内容进行了修订,涵盖了多种特殊疾病状态下的营养支持护理理论及知识要点,如颅脑损伤营养护理、危重症营养护理、烧伤营养护理、创伤营养护理等内容。这对于特殊疾病营养治疗和护理方案的制定与借鉴,更好的实现规范临床营养护理,起着积极的指导和推动作用。

本书在编撰过程中,引用参考了相关论著、文献和资料,谨代表编者向作者致以诚挚的谢意,尽管我们期望本书能够为广大临床一线医务人员提供更加专业性、实用性的指导,但由于编写时间紧迫,知识水平有限,难免有不足之处,恳请广大读者批评指正。

编者

2019 年 9 月

目 录

第一章　护理营养进展

> 护理营养最早可追溯到南丁格尔时期,她在《护理札记》(1859年)中用了两个章节对营养进行了阐述[1]。她观察到当时有成千上万的患者不是死于疾病本身,而是死于饥饿时,提出了护士有责任为患者提供高质量的食物,并注意患者每天经口进食的情况。护士在营养护理工作中的职责主要包括系统的维护,观察和评估患者的营养支持效果,健康教育,咨询、解决护理问题,营养护理研究和心理护理[2]。

19世纪末20世纪初,护士在营养护理工作中的职责延伸到了饮食指导和食物准备上。19世纪40年代,护士 Marie Baren 做了给患者使用乳剂的研究,护士 Eina Goulding 做了关于强行喂养以预防外科患者术后出现负氮平衡的试验[2]。1967年,在美国费城 Dudrick 医生组建的肠外营养支持团队中,J.A.Grant 成为第一位营养支持专职护士。

我国在20世纪60年代末,肠外营养(PN)与肠内营养(EN)相继应用于临床,80年代后期在临床被广泛推广[3]。半个世纪以来,肠外与肠内营养的实施,尤其在外科患者的治疗中成为重要的治疗手段之一,护士在其中承担了非常重要的角色。90年代开始,南京总医院普通外科组建了国内第一支临床营养护理团队,标志着我国临床营养专职护士的正式出现[4]。在近30年的发展过程中,临床营养护理已正式走上了规范化和专业化的发展道路。我们以此为契机,对近年来肠外与肠内营养护理概念、方法、理论与技术的认识及临床营养护理管理与发展等作一更新,现综述如下。

一、肠外与肠内营养目的

传统营养支持的目的是提供充足的能量和氮源,以适应机体的代谢需要,保持瘦肉体(lean body mass),促进患者康复。特别是当肠道不能消化吸收营养时,肠外营养可提供必要的营养物质维持机体需要,以继续治疗。随着研究的深入,特别是在对感染、创伤等严重应激患者的临床观察中发现,各类不同疾病的患者,机体有着不同的代谢改变,对营养物质的需求亦不同。营养支持并不是单纯的提供营养,更重要的是使细胞获得所需的营养底物进行正常或近似正常的代谢,以维持其基本结构,从而改善组织、器官的功能,达到促进患者康复的目的[5]。

二、肠外与肠内营养的应用

(一) 全肠外营养液的配制

20世纪70年代初,采用多瓶配制法配制静脉营养液。80年代后期,以3L静脉营养袋作容器,采用全营养混合液(TNA)、全合一等营养液,在室温24℃内安全输入。随着大众对临床营养支持治疗重要性的认识,需要配制营养液的患者越来越多,而静脉营养液中药品多,配制过程较为复杂、要求较高。因而,营养配制中心的建立与管理尤为重要。TNA配制人员必须是经过培训的药师和护士。层流配制间内应配备百级层流台及紫外线消毒设备,配制全过程在百级层流台内进行。在配制过程中不仅要严格执行药物配伍禁忌,还需要注意:① 营养液配制过程中要仔细观察加入脂肪乳之前的营养液中是否有沉淀或浑浊现象;② 在输注营养液时要求使用输液终端过滤器以过滤肉眼不能观测到的沉淀物,含脂肪乳制剂的选用1.2 μm的滤器,不含脂肪乳的选用0.2 μm的滤器;③ TNA中不可随意加入未经研究证实的药物,以确保营养液稳定性,不确定相容性的药物必须经同一管路输入时,建议停输营养液,用注射用生理盐水冲洗管路后输入药液,再用静脉用生理盐水冲洗管路后,方可重新输入营养液;④ 配制后及输注过程中观察TNA有无脂肪聚集现象,如液体上方浮有一层纯白色液体,下方液体较透明,说明有脂肪聚集,应停止使用;⑤ 为减少肠外营养液有效成分的降解,在储存和输注过程中,要注意避光,套上遮光袋;⑥ TNA现配现用,在室温中24 h内输注完毕,超过24 h未输完的TNA丢弃。

(二) 全肠外营养输入途径

20世纪70年代,经腔静脉实施肠外营养(PN)时,置管采用静脉切开中心静脉置管(CVC)、经皮穿刺CVC。随着置管技术不断改进,商业化的穿刺包亦日趋完善,CVC技术如今已广泛应用于临床。90年代后,可供选择及输注静脉输注途径的技术增加,如输液量较少,可以静脉留置针输入营养液,还可以周围置入中心导管(PICC)、颈外静脉置入中心导管、静脉输液港等通路,以避免腔静脉置管并发症如血胸、气胸、血管神经损伤等的发生。

(三) 肠内营养途径

肠内营养(EN)在营养支持中具有重要地位。2016年美国重症医学会(SCCM)和美国肠外肠内营养学会(ASPEN)《SCCM和ASPEN成人重症患者营养支持疗法实施与评定指南》中明确提出,对于成年危重症患者首选EN而非PN的营养供给方式[6]。对于无法经口摄入足够的营养,需要进行人工喂养的患者,只要肠道有功能并能够应用,就应使用肠内营养。与肠外营支持比,肠内营养更符合生理,可以改善患者结局、降低费用、减少感染并发症的发生。肠内营养的管饲技术种类繁多,根据需要肠内营养支持的时间,6周以内的短期肠内营养可以通过鼻胃管及鼻肠管实现,长期肠内营养可以通过经皮胃造口管及空肠造口管实现[7]。适宜的喂养途径是保证肠内营养安全有效实施的重要前提。除口服营养(ONS)外,肠内营养的管饲途径包括鼻胃(十二指肠)管、鼻空肠管、胃造口、空肠造口等。喂养途径的选择取决于喂养时间长短、患者疾病情况、精神状态及胃肠道功能。

鼻胃管是最常采用的肠内营养支持途径,尤其是对上消化道结构正常者,在床边即插即用,是短期肠内营养的首选。适用于胃肠道完整,不能主动经口摄食或经口摄食不足者;代谢需要增加,短期应用者;因口咽、食管疾病而不能进食者;精神障碍或昏迷者;早产儿、低体重儿。当患者存在严重胃肠道功能障碍,胃排空障碍,食管炎,食管狭窄或严重反复呕吐、胃反流时应选择其他途径。鼻胃管途径的常见并发症有鼻、咽、食管损伤,反流及吸入性肺炎。

鼻空肠管途径适用于需短期营养但有高吸入风险者(如昏迷患者、老年人、婴幼儿等),胃动力障碍者,急性胰腺炎患者的肠内营养支持疗法。当存在远端肠道梗阻、小肠吸收不良或运动障碍时应选择其他途径。鼻空肠管途径的常见并发症有导管移位,倾倒综合征,腹泻、腹胀及肠痉挛。

胃造口途径适用于需长期肠内营养者,食管闭锁、狭窄、癌肿患者,意识障碍、昏迷患者,肺部并发症危险性大而不能耐受及经鼻置管者。当存在原发性胃病,胃、十二指肠排空障碍,咽反射障碍,严重反流时应选择其他途径。胃造口途径的常见并发症有反流、吸入性肺炎,造口出血、造口旁皮肤感染,导管堵塞、导管脱落,胃内容物漏出。

空肠造口途径适用于需长期肠内营养者,高吸入风险者,胃动力障碍者,急性胰腺炎患者,多发性创伤患者,重大复杂手术后患者,发生胰瘘、胆瘘或胃肠吻合口瘘者。存在机械性或麻痹性肠梗阻、广泛肠粘连、消化道出血、放射性肠炎急性期、严重炎性肠道疾病、大量腹水时应选择其他途径。空肠造口途径的常见并发症有导管堵塞、导管脱落、导管拔除困难、造口出血、造口旁皮肤感染、肠液外漏、倾倒综合征、腹泻、腹胀、肠痉挛。

（四）肠内营养制剂

临床常用的肠内营养制剂主要有粉剂、混悬液和乳剂。其中,含氨基酸混合物或水解蛋白,单糖、双糖或低聚糖,低脂肪的粉剂加水后形成溶液;含多聚体糊精或可溶性淀粉,溶解度小的钙盐,高脂肪的粉剂加水后形成稳定的混悬液。

肠内营养制剂根据其组成又可分为要素型、非要素型、组件型和特殊应用型。其中,临床常用的商品化制剂主要为要素型和非要素型。要素型肠内营养制剂又分为以氨基酸为氮源的和以多肽为氮源的;非要素型肠内营养制剂则以整蛋白为氮源。

肠内营养制剂的口感取决于制剂的氮源与矿物质等成分。以氨基酸混合物或水解蛋白为氮源者,口感较以整蛋白为氮源者差。

影响肠内营养制剂选择的因素:① 患者年龄,如婴儿不能耐受高张液体,予以母乳或接近母乳的配方牛奶为佳;② 患者胃肠道状态、胃肠道功能正常者可予整蛋白型肠内营养制剂,而胃肠道功能低下者予以要素型肠内营养制剂为佳;③ 蛋白质的变应性;④ 患者的脂肪吸收情况;⑤ 患者的乳糖耐受情况;⑥ 患者的疾病与营养状况;⑦ 喂养途径。

三、肠外与肠内营养的护理

(一)静脉导管并发症的预防

中心静脉导管脓毒症的发生常迫使 PN 中断,因此无论是 PICC 或 CVC,在置管时均需严格无菌技术操作。应用涤纶套静脉导管可将导管脓毒症的发生率由 18% 降低到 2.94%,隔日用浸有碘伏的敷料覆盖在导管口,延长杀菌时间,能有效预防导管脓毒症的发生;对橡皮胶布过敏者可使用透明敷料封闭置管口;输液管道每日更换,导管末端以肝素帽连接输液管,预防连接处污染;改用 3 L 袋配制 TNA 可预防瓶装营养液在输注过程中空气污染;输注时拔管,预防连接处污染;输液完后用 0.1% 的肝素稀释液 1 ml 封闭导管,防止导管堵塞;如发生导管感染或相关性感染,应及时拔管,并留取导管尖端血做培养。PICC 应选择弹性好的前臂静脉或颈外静脉,最好选择 B 超引导下穿刺以保证穿刺成功率,防止血管损伤引起血栓性静脉炎的发生;妥善固定,防止管道脱出。经周围静脉营养要选择管径较细、质地较软的套管针,选择较粗的外周静脉穿刺,套管留置在血管内 14 天为宜,防止静脉炎的发生。如局部有红、肿、热、痛、感染等症状应立即拔除管套,给予消炎活血治疗。

(二)肠外营养输注的护理

① 防止空气栓塞的发生:20 世纪 70 年代,经中心静脉营养时为防止未及时更换输液瓶而发生空气栓塞,常将两组瓶装营养液串联输注,并将输液导管延长至患者体位下 10 cm。80 年代以后,用 3 L 袋配制营养液、使用输液泵均有效地预防了空气栓塞的发生。② 输液方法的改进:70 年代多采用持续肠外营养,80 年代后期采用循环全肠外营养,即将 1 天的营养液在 12~18 h 内输注,以减少持续肠外营养可能出现的肝损害,尤其对家庭 PN 患者更为合适。护理要点是合理安排输液计划,逐渐减少输注时间,严防代谢并发症的发生,由于持续肠外营养(即 1 天的营养液在 24 h 内均匀输注)有利于营养物

质的吸收与利用,更适合住院的患者。护理要点是按时按量均匀完成输液量,注意观察有无代谢并发症的发生,肠外营养在输注过程中的每个环节均应严格无菌技术操作。

（三）肠内营养输注与并发症的防治

（1）在实施 EN 时应遵循首先需把握好"六度"原则:① 浓度:渗透压 300 mOsm/L有益于患者耐受;② 速度:泵输注速率空肠 20～30 ml/h,胃 50～150 ml/h;③ 温度,30～40℃;④ 洁净度:洗手器具及卫生,避免抗生素过度使用;⑤ 适应度:根据胃肠功能,选择合适的剂型;⑥ 角度:患者体位以 35°～45°半卧位为宜,减少误吸或呕吐。

（2）采用收集回灌法(即收集肠瘘近端漏出的肠液,由瘘的远端回灌),要保持肠液新鲜,在收集后 2 h 内回灌,回灌时肠液应在喂养管处与营养液混合,以便营养液被充分消化和吸收。

（3）密切观察 EN 并发症:如腹泻、腹胀、恶心呕吐和便秘等。如发现以上症状应及时调节营养液的浓度、速度或容量,并注意温度不宜过低,观察营养液有无被污染,对低蛋白血症导致的肠黏膜水肿引起的腹泻应及时纠正,必要时给予止泻解痉药;为预防腹泻和便秘,可选用含膳食纤维 EN 制剂。

（4）喂养管要固定牢靠,保持畅通,定时以温水或盐水冲洗管道,防止堵塞。

（5）对吞咽和咳嗽反射减弱、胃排空不良者要防止反流、误吸的发生。要求喂养管尖端超过幽门,采用半卧位喂养,控制速度。一旦发生误吸应及时停止输注,鼓励患者咳嗽,清除气管内液体或颗粒。

（四）心理护理与健康教育

营养支持的患者治疗时间长,费用相对高,经中心静脉管置管有导管脓毒症的风险;在开始实施 EN 时可出现腹胀、腹泻等并发症。有的患者因出现并发症而产生烦躁情绪,不愿继续治疗。因此,在实施营养支持前要告诉患者营养支持的重要性,解释治疗过程及可能出现的并发症与应对措施,多与患者交谈,及时了解其感受和心理状态,出现并发症及时处理,针对不同患者因人施护,使患者积极配合,顺利完成营养支持治疗。

（五）家庭肠外与肠内营养护理

家庭肠外营养(home parenteral nutrition，HPN)是现代肠外营养技术不断提高和完善的结果。安全的家庭肠外营养需要医护人员、患者及家庭成员共同参与来完成。家庭肠外营养的适应证与医院内肠外营养的适应证基本相似,但应更多地考虑其实施的安全性及有效性,便于长期应用。虽然 HPN 技术要求较高,并发症较严重,但与在医院中应用 PN 比,能节省开支[8]。

家庭肠内营养(home enteral nutrition,HEN)适用于胃肠道功能基本正常但口服饮食不能满足营养需求,并且可以出院在家中接受 EN 支持的患者,是医院内 EN 支持的延续。非自愿经口摄入不足或不能经口摄入足够的营养素以维持机体的最低需要,而肠道有功能并且能够应用的患者。HEN 应用简便、安全。与 HPN 比,HEN 可以减少医疗费用,提高患者的生活质量[9]。符合下面 5 个条件者推荐使用 HEN:

- 预计 HEN 时间在 1 个月以上;
- 肠内营养在医院内开始,耐受良好 1 周以上;
- 患者病情稳定允许在家中接受治疗;
- 患者或照看者得到充分的训练并掌握 HEN 相关的知识和能力;
- 家庭和社会环境能够保证 HEN 安全实施。

家庭治疗因节省费用、并发症少、对日常生活和社会交往影响少而受到患者的欢迎。一旦决定行家庭治疗,护士应对患者及其护理人员进行培训,教会他们如何处理造口、皮肤和维护各种管道。家庭肠外营养(HPN)患者及其护理人员必须熟悉 HPN 的技术和导管的相关并发症,如 PN 液的配制、输注技术、贮存方法以及出现并发症时如何处理等;家庭肠内营养(HEN)患者及其护理人员必须熟悉如何评估喂养管的位置,管道的冲洗、加药方法,如何配制、贮存肠内营养液,如何维持和操作肠内营养泵。对家庭治疗护理的患者应定期进行全身状态尤其是营养状态的评估。许多肠功能障碍(如短肠综合征)的患者经 HNS 获得很好的效果。因此,严重肠功能障碍的患者 HPN 是一种必然趋势。

2003 年南京总医院普通外科成立了首家家庭营养支持无偿访视小组,小组工作中以护士为主导,首先评估患者的营养状况;其次,制订个体化营养支持方案,并且在营养支持过程中根据患者营养状况动态监测结果调整方案;同时通过定期上门随访和电话咨询的方式,对患者及家属进行培训和指导,不仅使 HEN 患者的营养状况得到有效的改善,生活质量明显提高,并发症的发生率下降,而且在缩短患者住院时间、节约医疗成本的同时,促进了患者的康复,改善了临床预后。通过个体化、系统化家庭营养患者评估和监测,患者营养摄入量能达到其需要的目标量,有助于改善患者的营养支持效果。

(六)营养支持中患者体能锻炼的必要性及护理

运动能增加能量消耗,营养支持也为运动提供了能量。因此,适当的营养支持是患者进行体能锻炼的基础。合理的营养支持能促进机体的蛋白质合成,患者均表现为体重逐渐增加,营养的改善也使全身情况改善。研究表明[10],经过 4 周营养支持后,患者自我感觉和精神状态都有改善。运动过程中观察患者脸色、心率,注意听取患者的感受以保证安全。卧床患者全身肌肉运动的实施,增加了患者的活动量,减少了长期卧床的并发症;每天运动目标的实现能使患者获得成就感,改善心情;下床活动使患者的视野扩大,参与运动的肌群增加,运动强度增加。同时,适当的运动能增加肌肉和内脏的供血供氧,促使脂肪转化为蛋白质,使肌纤维变粗变大,肌肉的收缩能力增强,内脏蛋白合成增加,使心肺功能改善,为下一步治疗做体力准备。根据患者全身状况评估,做出个体化运动处方,保证每天的运动量和运动的持续性,运动处方组患者运动强度和运动量都明显高于常规运动组,体能和自理能力明显增强。

四、肠外与肠内营养护理管理

由于营养支持治疗的护理程序复杂且技术要求高,在20世纪80年代,国内开展营养支持的医院相继成立了临床营养支持护理专业组和营养专职护士。一方面解决肠外与肠内营养液的配置、中心静脉置管与维护、营养液输注与监测、并发症的防治等护理难题;另一方面,规范住院患者临床营养筛查、评估、实施、监测、巡视、门诊、会诊等工作,对患者进行营养支持、系统护理,提供安全规范、合理有效的支持,减少营养支持过程中的机械性、代谢性和感染性并发症的发生。

护理专业学组成员由临床营养专职护士和临床科室护理骨干组成。专职护士工作进一步细分,设置有营养代谢监测专职护士、肠外与肠内营养配制护士、家庭营养专职护士、护理门诊和护理会诊专职护士。营养代谢监测专职护士负责科室和全院患者的营养代谢监测工作,对接受临床营养支持治疗的患者进行营养评估。营养代谢监测专职护士通过人体间接能量测定仪或人体组成成分分析仪,得出相关资料、信息,计算出患者所需要的脂肪、氨基酸、蛋白质、糖等物质,医生据此开出营养医嘱;肠外肠内营养配制专职护士根据医嘱及协定处方领取药品,进行分类、配制、输注、监测等流程,即治疗与护理自成体系,以保障整个临床营养支持工作有条不紊地运转;家庭营养专职护士为出院患者提供家庭随访服务,可上门也可远程视频指导。营养护理门诊解决患者出院后的营养护理问题。临床护理骨干除完成本科室的日常护理工作外,还承担科室营养支持患者的营养风险评估、肠外与肠内营养实施及管道维护、信息采集、营养支持健康宣教等工作。

为促进临床营养支持护理的稳健快速发展,中华医学会肠外肠内营养学分会护理学组在全国建立"肠内营养安全输注示范病房"。项目覆盖危重症、神经内、外科,消化道疾病,老年、肿瘤疾病等领域等,旨在培养肠内营养专科(职)护士。目的是规范肠内营养护理,有效指导护理人员高质量地开展专科护理工作;推进专科护理的持续发展,提升和增强营养专科护理水平。2014

年中华医学会肠外肠内营养学会护理论坛开展了"肠内营养示范病房"和"肠内营养置管培训基地"授牌活动。2015 年设立了"标准化肠内营养护理小组"项目活动,旨在"规范、标准、统一"营养护理,在全国范围内开展了单位申报、专家评审、现场考核等活动,具有代表性的 41 家医院、科室获评"标准化肠内营养护理小组",20 家医院 ICU 获评"肠内营养示范病房",8 家单位评为"肠内营养置管培训基地"。2017 年在全国范围内开展网络、视频教育"营养护理学习月",普及和培训营养护理知识。

五、临床营养护理科研

为推动临床营养护理学向内涵发展,临床营养支持学组积极营造浓厚的学术氛围,利用理论教学、查房、学术讲座、会议交流等形式,帮助护士们将临床实践提升到理论层面。率先构建"医护学术一体化"交流模式,帮助营养护士快速了解国内外临床新动态、新技术。先后出版了《肠外与肠内营养护理学》《临床肠内营养护理指南》,为临床护士提供最佳营养护理循证证据,填补我国护理营养领域的空白。

六、临床营养护理继续教育

自 2009 年中华医学会肠外肠内营养学分会护理学组成立开始,每年以举办全国营养护理论坛、国家级Ⅰ类医学继续教育项目学习班等方式及时更新临床护理营养新理论、推广新技术。2016 年起,学会成立"护理营养协作组",在全国范围内进行规范护理营养、发展组员,组织学术交流与培训,编写《临床营养护理指南》,促进护理营养更高层次发展。成立"临床营养专科护士培训基地",教学模式与培训方法在全国基地推广。

七、展望

近年来,临床营养治疗已成为治疗疾病、促进患者康复的重要环节,越来越多的患者从中受益。临床营养护理也随之快速发展,通过"以点带面"培养专业、专科、专职护士,带动各地区医院和科室营养护理水平的提高,帮助患者达到预期治疗目标,从而降低并发症,减少住院费用,减少医疗纠纷。护理管理者们有责任为临床营养专科持续发展做更多努力,为护士提供更多学习机会和实践平台。临床护士也应积极更新临床营养专科护理理念和新技术,带动当地临床营养治疗护理的发展,增强肠外与肠内营养护理安全输注意识,规范临床营养护理操作,使患者受益。我们鼓励并支持广大护理同仁在临床营养支持护理的道路上大胆前行,大有所为!

参考文献

[1] Hennessy K，Orr M，Curtas S. Nutrition support nursing：a specialty practice：historical development[J]. Clinical Nursing Specialist，1990，4(2)：67－70.

[2] Grant J A，Kennedy-Caldwell C.Nutrition and nursing[M]. Orlando：Grune and Stratton，1987.

[3] 黎介寿.临床营养支持的发展[J].肠外与肠内营养，2010，17(1)：1－4.

[4] 彭南海，倪元红.肠内与肠外营养护理20年的进展与展望[J].实用临床医药杂志，2005，9(12)：94－96.

[5] 任建安.临床营养治疗的挑战与机遇[J].肠外与肠内营养，2016，23(1)：1－3.

[6] Kumpf V J，de Aguilar-Nascimento J E，Diaz-Pizarro Graf J I，et al. ASPEN-FELANPE clinical guidelines：nutrition support of adult patients with enterocutaneous fistula[J]. JPEN J Parenter Enteral Nutr，2017，41(1)：104－112.

[7] Toussaint E，van Gossum A，Ballarin A，et al. Enteral access in adults[J]. Clin Nutr，2015，34(3)：350－358.

[8] Marshall J K，Gadowsky S L，Childs A，et al. Economic analysis of home vs hospital-based parenteral nutrition in Ontario，Canada[J]. JPEN，2005，29(4)：266－269.

[9] Howard L，Malone M. Clinical outcome of geriatric patients in the United States receiving home parenteral and enteral nutrition[J]. Am J Clin Nutr，1997，66（6）：1364－1370.

[10] Baguley B J，Bolam K A，Wright O R L，et al. The effect of nutrition therapy and exercise on cancer-related fatigue and quality of life in men with prostate cancer：a systematic review[J]. Nutrients，2017，9(9)：1003.

第二章　成人住院患者营养风险筛查及营养状态评估

近年来,随着临床营养支持治疗的推广应用,营养支持护理的系统化、专业化发展,住院患者营养风险筛查和营养状态评估逐步成为营养学研究领域的重要内容。营养风险筛查是对患者营养状态的初步了解,而营养评估则是对其机体营养状况的深入掌握。规范的营养风险筛查、准确的营养状态评估,是制定科学营养支持方案、合理选择营养制剂、保障营养支持治疗效果的可靠前提。

一、营养风险筛查

【背景】

关于营养风险筛查的定义,2003 年欧洲肠外肠内营养学会(European Society for Parenteral and Enteral Nutrition,ESPEN)指南[1]与 2008 年中国肠外肠内营养学会(Chinese Society for Parenteral and Enteral Nutrition,CSPEN)指南[2]一致认为,"营养风险"是指现存的或潜在的,由营养或代谢状况引起的,出现疾病或手术相关的不利临床结局的风险,而不是指"发生营养不良的风险"。且营养风险的定义,是在假设严重营养不良(不足)或者严重疾病同为营养支持指征的基础上来界定的。

对于营养风险筛查的理解,2003 年 ESPEN 指南和 2011 年美国肠外肠内营养学会(American Society for Parenteral and Enteral Nutrition,ASPEN)指南[3]有所不同。ESPEN 指出"营养风险筛查是判断个体是否有发生不利临床结局风险(即营养风险)的工具";而 ASPEN 则将其定义为"判断个体是否已有营养不良或有营养不良风险,以决定是否需要进行详细的营养评估"。

另外,ASPEN 还明确指出,对新入院患者,必须依序进行营养筛查、营养评定和营养干预[3]。即在进行营养支持治疗前,必须先进行营养风险筛查和营养评估,以确定是否需要进行营养支持,避免营养支持的缺乏和过度使用。实用的营养风险筛查工具应具备简单快速、适用范围广、有循证医学基础、经过临床有效性验证,可由医护人员、营养师等多种人群操作的特点。

【证据】

目前,针对一般住院患者和各类型的特殊住院患者,并没有与之完全相适应的"金标准"筛查工具。但在循证基础上,营养风险筛查 2002(nutrition risk screening 2002,NRS 2002)具有较高的信度和效度,最具代表性和适用性,是目前进行营养风险筛查的首选工具[4]。NRS2002 于 2003 年被 ESPEN 推荐用于住院患者。其筛查内容包括:人体测量(使用体质指数即 BMI)、疾病严重程度、近期体重变化和近期营养摄入变化,并由初筛和终筛两个部分组成。其评分由营养状况评分、疾病严重程度评分、年龄调整评分三部分组成(患者年龄≥70 岁的加 1 分),终筛将结果分为:无、轻、中、重度四个等级,分别以 0、1、2 和 3 分来表示,超过 3 分表示有营养风险,需要给予营养支持;低于 3 分者可于住院后定期重复筛查,然后根据筛查结果决定是否需要给予营养支持。

在欧洲,NRS2002 的信度和效度已得到充分的验证,并经过了 ESPEN 专家团队的审阅。中华医学会肠外肠内营养学分会使用 NRS2002 对中国东、中、西部大城市三级甲等医院 15098 例住院患者进行了筛查,报告显示,NRS2002 在中国住院患者中的适用率可达到 99% 以上[5]。瑞士的 Meier[6] 研究表明,相对于营养不良通用筛查工具(malnutrition universal screening tool,MUST)和主观全面营养评价(subjective global assessment,SGA),NRS 2002 具有更高的灵敏度和特异度,而且操作简易快速,适用于医护人员、营养师等各种人群操作。同时,经美国营养师协会证据分析标准(ADA'S Evidence Analysis Library)分析,NRS2002 是唯一能达到Ⅰ级的筛查工具。2016 年,NRS2002 又被 ASPEN 和美国重症医学学会(Society of Critical Care Medicine,SCCM)推荐为营养风险筛查的首选工具[7]。

目前,临床应用较常见的营养风险筛查工具除 NRS2002 外,还有营养不良通用筛查工具(malnutrition universal screening tool,MUST)、主观全面营养评价(subjective global assessment,SGA)、微型营养评价(mini nutritional assessment,MNA)、营养风险指数(nutrition risk index,NRI)等。

MUST 由英国肠外肠内营养学会营养不良咨询小组研发,主要用于蛋白质热量营养不良及其发生风险的筛查,适用于多种医疗机构和多个专业人群,如医生、护士、营养师、社会工作者等。评估内容包括三个部分:体质指数(body mass index,BMI)、过去 3～6 个月内体重减轻情况以及急性疾病对进食的影响。每部分各自的评分合成总评分,分为低、中、高三个风险等级[8]。Stratton 等[9]人将 MUST 与其他 7 个较为常见的营养风险筛查工具进行对比研究后发现,MUST 与 SGA 有较高的一致性,且对于不同使用者,结果相差很小。此外,MUST 在预测老年住院患者的临床结局方面也有很好的效果。ESPEN 认为筛查应当具备简单而快速的特点,而 MUST 非常符合这一要求,一般可在 5 min 内完成,且对所有住院患者通用。

SGA 是 ASPEN 推荐的临床营养状况评估工具,相反,ESPEN 推荐其为营养筛查工具。该工具的特点是基于详尽的病史和临床检查,省略人体测量和生化检查。SGA 的信度和效度已经通过研究得到验证,并且不同研究者间一致性信度为 81%,具有较好的一致性[10]。敏感度和特异度相对较高,分别为 0.82 和 0.72[11]。但是,Jeejeebhoy[12]认为该工具太偏重于疾病的评估,主要是反映疾病状况。同时,该筛查工具尚缺乏相关研究来证明筛查结果与临床结局的关系,而且未把筛查指标和患者分类联系起来,使其不能满足临床快速筛查的需要[13]。此外,该工具属于主观评估工具,测量者必须通过正规培训才能确保筛查的准确性。因此,Reilly[13]认为 SGA 更适合专业人员,而不宜作为大医院常规营养筛查工具。

MNA 是 20 世纪 90 年代由 Guigoz 等人创立和发展的,其突出的特征是:它既是营养筛查工具,也是营养评估工具。MNA 的优点是快速、简单、易操作,通常只需十分钟即可完成。Barone 等[14]的研究显示,MNA 能比 SGA 更敏感地筛查出 65 岁以上严重营养不足的患者,且 MNA 不仅适用于住院患者,也适用于居家患者[15]。随着研究的发展,还发明了该量表的改良版,包括微型营养评价精表(short-form mini-nutritional assessment,MNA-SF)和新版微型营养评价法(新版 MNA)。

MNA-SF 是 2001 年,由 Rubenstein 等人将 MNA 量表中的 18 项条目与筛查结果综合而成,内容包含 6 条高度相关的条目[16]:MBI<23,最近体重下降>1 kg,急性疾病或应激,卧床与否,痴呆或抑郁,食欲下降或进食困难。MNA-SF 不仅保证了与 MNA 的密切相关性,还具有较高的灵敏度、特异度也更加简便,容易测量。

新版 MNA 内容涉及人体测量、饮食评价和整体评价,与传统 MNA 一致,仍然为 18 个条目。但是新版 MNA 更加清晰地分出了筛查与评估两个部分,并将筛查时间从 10 min 缩短至 3 min,同时改善了 MNA-SF 因问题简单、缺乏客观指标引起的敏感度降低、易漏诊的缺点[17]。马慧萍[18]等的研究得出,新版 MNA 与单一指标如体质指数(BMI)、上臂中点臂围在营养状况评价的结果上有很好的一致性,且其营养不良检出率高于上述指标,提示新版MNA 是一项简单有效的筛查工具,可用于住院患者的营养风险筛查与评估,尤其适合长期卧床或行动不便的老年患者。

NRI 是 1991 年由美国退伍军人协会肠外营养研究协作组研发,主要用于术前(腹部大手术和胸外科手术)患者全肠外营养支持效果的评价,但有部分研究将其作为营养风险筛查工具。计算公式为:

$$NRI = \frac{1.519 \times 白蛋白浓度 + 41.7 \times 目前体重}{既往体重}[19]$$

可以看出,该工具的评价指标主要由血清白蛋白浓度、体重减少百分数决定。Clugston 等[20]研究发现,NRI 与死亡率和住院时间延长相关,但与感染率无关。但是,NRI 也存在一定的局限性,由于计算 NRI 需要体重数据,水肿等患者无法得出准确的测量结果。此外,应激状态引起血清白蛋白浓度变化,不能准确反映营养状况,也使 NRI 筛查方法的使用受到限制。

Kyle 等[21]对 995 例新入院患者的营养状况用 SGA、NRI、MUST 和 NRS2002 四种筛查工具同时进行了评估和对比,结果显示,上述 4 个工具均适用于住院患者的营养风险筛查,但是营养风险筛查的代表性工具 NRS2002 仍然具备更高的敏感性和特异性。在另一项研究中,Bauer 等[22]对老年住院患者用 MNA、SGA 和 NRS2002 进行了评估和比较,结果得出,MNA、SGA 和 NRS2002 对老年人营养风险筛查的适用率分别为 66.1%、99.2% 和 98.3%。同时,通过对比上述 3 个工具发现,老年住院患者的营养状况与 BMI 均显著相关,MNA 能很好地评估老年住院患者营养状况与临床结局的关系。

综上所述,目前营养风险筛查的工具和方法有多种,但目前尚无多个权威机构发布相互认可的统一标准。总体来说,各方法都有其优势和局限,临床应因地制宜、随机应变,根据所需筛查对象的特点和筛查人员能力,选择适当的筛查工具,以便尽早、准确而迅速地发现营养风险患者。

【推荐意见】

(1) NRS2002 具有良好的循证医学基础,操作简便,医生、护士、营养师均可操作,应作为临床住院患者营养风险筛查的首选。(A 级)

(2) MNA 应作为老年住院患者营养筛查或评估的首选。(A 级)

(3) 对于不能应用 MNA 的老年住院患者,建议使用 NRS2002。(B 级)

(4) 对新入院的住院患者应常规进行营养风险筛查。(A 级)

(5) NRS2002 营养风险筛查阴性不能排除营养不良。(B 级)

(6) NRS2002 首次筛查评分小于 3 分者住院期间应每周筛查一次。(B 级)

二、营养风险评估

【背景】

ASPEN 对营养状态评估的定义是:通过病史、营养史、用药史、体检、人体测量学方法、实验室数据等方法全面诊断营养问题[23]。ESPEN 对营养状态评估的定义更为详尽,认为营养状态评估是营养筛查的进一步措施,其目的是如实反映已存在营养风险患者的营养状况。通过询问病史、体格检查、实验室检查、功能检查,考虑患者的适应证、用药史、饮食习惯、心理状态,对其营养需求做一个准确预测并制定科学的治疗和护理方案,以便进行及时合理的支持干预,改善逐渐恶化的营养状况[24],降低不良临床结局发生率。CSPEN 将其定义为由专业营养人员对有营养风险的患者进行包括营养代谢、脏器功能、人体组成等方面的检查和评估,在结合其适应证,规避副作用的前提下,为营养情况复杂的患者制订营养支持计划。目前,对于营养评估有单一评估指标和复合评估工具,但对运用何种营养评价工具可以最佳评价住院患者的营养状态缺乏共识,且无明确证据表明何种工具普适于临床。对于何种工具可以揭示营养状态与住院患者结局(住院时间、并发症等)之间的关系也无统一的认识[25]。单一评估指标包括人体体表组织或结构指标、生化指标和免疫指标,复合评估工具包括 SGA、MNA。近年来复合评估工具的使用提高了营养评估的准确性、可行性、可靠性、敏感性和特异性。但任何一种单一的工具都不能完全反映出患者的整体营养情况,应综合多方面的评估结果。

【证据】

(1) 单一评估指标

人体体表组织或结构指标中,体质指数(body mass index,BMI)普适性良好。刘萍[26]的研究表明消化系统恶性肿瘤患者、机体体液平衡处于剧烈变化的患者、年龄≥70 岁的老年人[27]在应用 BMI 评估营养状态时检出率低,敏感性低,易低估营养不良。同时,单一使用 BMI 不能全面反映机体的营养状态和患者营养摄入的变化趋势,只能揭示机体当前的营养状态。所以,不能单纯应用 BMI 指标对患者将来营养状况的改变做出准确预测[28]。

焦秀娟[29]的研究表明臂围、上臂肌围及皮褶厚度也是人体体表组织或结构指标中的常见项目。此三项是可反映机体脂肪与肌肉储备情况的较好指标,不易受非营养因素影响,但我国缺乏正常的参考值范围,且误差较大,实际临床运用有待进一步研究。有研究表明,相较于上臂肌围、臂围、皮褶厚度单独评估,组合使用皮褶厚度和上臂肌围评估对营养不良患者的检出率更高[30]。

手握力(hand grip strength,HGS)亦属于人体体表组织或结构指标中的常见内容,国外的研究表明,HGS 与白蛋白、前白蛋白呈正相关,表明 HGS 的灵敏度和可靠性较高[31],是评估营养状态的有效指标。朱鸣[32]的研究表明 Jamar 所测的握力对蛋白质消耗的敏感性高、重测信度高,但特异性不强。我国未见公认参考值范围。

在生化系列指标中,肌酐/身高指数(creatinine height index,CHI)可反映肌肉蛋白储备,其排出量与机体质量、肌肉总量、体表面积有密切关系,不易受水肿及腹水的影响,可弥补 BMI 的缺陷[33]。田莉莉[34]的研究表明,肾功能不全的患者使用该指标评估营养状况时准确性降低。

可通过测定摄入氮与排出氮的水平(氮平衡)来评估机体蛋白质状态。

但是,该方法在临床应用可操作性和准确性低,其计算结果只能粗略反映蛋白质的平衡状态,不能整体评估机体营养状态。

用于营养状态评估的血浆蛋白包括血清白蛋白、前白蛋白、转铁蛋白以及视黄醛结合蛋白,其皆受肝功能的内源性和外源性输注的两方面因素影响。炎症急性期血清白蛋白水平更多地反映机体损伤的严重程度[35],很难反映实际营养状况。胡弘毅[36]的研究表明,在评估肝营养状态时,前白蛋白比白蛋白更敏感。视黄醇结合蛋白是反映蛋白质摄入最灵敏的指标,肾脏疾病易造成假阳性[37]。2016 年,美国胃肠病学会(American College of Gastroenterology,ACG)推荐在启动营养疗法(肠内或肠外营养)之前,应该先对患者的营养风险进行有效的评定,可采用 NRS2002 评分和危重症营养风险评分(the nutrition risk in critically ill score,NUTRIC 评分)等评定工具。同时,在营养评定时,应该避免采用"传统的"营养指标(包括白蛋白、前白蛋白、转铁蛋白和人体测量学等),感染或炎性指标亦不宜用于营养状态的评定[38]。

免疫系列指标中常用的有外周血淋巴细胞计数以及总血淋巴细胞计数,易受疾病影响特异性差,准确性低[34]。

(2)复合评估工具

SGA 在前文"营养风险筛查"中已述明,该工具是 ESPEN 推荐的营养筛查工具,现被 ASPEN、ESPEN 推荐用于患者的营养状态评估。SGA 现已被广泛用于外科手术、慢性病、危重症患者的营养风险筛查和评估,同时对于各系统肿瘤患者也有较好的适用性。有研究表明[39],SGA 的针对 60 岁以下的成年内科住院患者营养状态的评估价值高于 NRS2002 和 MNA-SF。对于已接受肠内营养的患者,SGA 与其他工具相比能更好地评估其营养状态并能预测住院期间死亡的风险[40]。其改良版本,包括患者主观整体评估(patient-generated subjective global assessment,PG-SGA)、针对终末期肾脏患者以及透析患者的改良定量主观营养评估(modified quantitative subjective global assessment,MQSGA)和营养不良炎症评分(malnutrition-inflammation score,MIS),对于各疾病特点更具针对性。

SGA 缺乏客观指标,主要关注营养物质摄入量及机体成分的变化,未考虑人体新陈代谢内部需求的变化,对急性营养不良发生的危险性评估较其他评价方法不灵敏[41]。量表中多数内容需要患者回忆,回忆偏倚难以避免,因受主观因素的影响,假阳性率高。同时因难以控制不同评定者间的评估差异,量表的可靠性和真实性受到影响[42]。

MNA 与 SGA 类似,其既是营养筛查工具,也是营养评估工具。因其不使用任何生化指标,更适合非住院老年患者[43]。对于 65 岁以上老年患者经行营养评估时,使用 MNA 比 SGA 灵敏度更高。国内研究[39]表明,在筛选需要营养支持的患者时 MNA 的灵敏度高于 SGA,而在筛查存在营养不良的患者时 SGA 灵敏度要优于 MNA。然而,MNA 虽普适于评估老年患者的营养状态,但不适用于已接受肠内营养支持的患者的营养状态评估[44]。MNA 对于意识不清、痴呆的患者适用性差,偏倚较大。同时该量表中的饮食评估根据欧洲人饮食特点制定,不符合亚洲人的饮食习惯,降低了其结果的准确性。

对于上述营养风险筛查和评估工具的界定和分类,目前国际上各个机构还未形成统一意见。2006 年中华医学会肠外肠内营养学分会《临床诊疗指南:肠外肠内营养学分册》、2011 年《ASPEN 临床指南:成人营养筛查、评定与干预》将 MUST、NRS2002 列为营养筛查(screening)工具,将 MNA、SGA 列为营养评定(assessment)工具。2003 年《ESPEN 营养筛查指南》、2008 年中华医学会肠外肠内营养学分会《临床诊疗指南:肠外肠内营养学分册》、2015 年《营养不良诊断标准:ESPEN 共识声明》将 MUST、NRS2002、MNA、SGA 均列为营养筛查(screening)工具。2016 年《SCCM 和 ASPEN 成人重症患者营养支持疗法实施与评定指南》将 MUST、NRS2002、MNA、SGA 均列为营养评定(assessment)工具。因此,MUST、NRS2002、MNA、SGA 究竟属于营养筛查(screening)工具还是营养评定(assessment)工具,尚存分歧和争议。

【推荐意见】

(1) 推荐将营养评估运用于所有根据营养筛查判断出有营养风险的患者。(B 级)

(2) 推荐联合多种营养评估指标对成年住院患者进行营养评估。(D 级)

(3) 推荐使用 PG-SGA 对肿瘤患者进行综合营养评估。(B 级)

(4) 推荐使用 MNA 量表对 65 岁以上意识清楚的老年人进行评估。(D 级)

(5) 推荐对根据筛查和评定判断出有营养不良风险或已有营养不良的患者进行营养支持干预。(C 级)

(6) 因 MNA 包括主观和客观评定,测量结果可能存在人为误差而出现假阳性,推荐评估人员在操作前接受专业培训。(D 级)

参考文献

[1] Kondrup J,Allison S P,Elia M,et al.ESPEN Guidelines for nutrition screening 2002[J]. Clinical Nutrition,2003,22(4):415 - 421.

[2] 中华医学会.临床诊疗指南:肠外肠内营养学分册(2008 版).北京:人民卫生出版社,2009.

[3] Mueller C,Compher C,Ellen D M,et al. ASPEN Clinical guidelines:nutrition screening,assessment,and intervention in adults[J]. JPEN J Parenter Enteral Nutr,2011,

35(1):16 - 24.

[4] 许静涌,蒋朱明.2015 年 ESPEN 营养不良(不足)诊断共识、营养风险及误区[J].中华临床营养杂志,2016,24(5):261 - 265.

[5] Jiang Z M,Chen W,Zhan W H,et al.Parenteral and enteral nutrition application in West,Middle and East China:a multi-center investigation for 15098 patients in 13 metropolitans using nutritional risk screening 2002 tool(abstract)[J].Clin Nutr,2007,2 (2):133 - 134.

[6] Meier R.ESPEN 营养风险筛选(NRS2002)——循证的方法及在欧洲的应用[J].陈凌,译.中华临床营养杂志,2007,15(1):3 - 4.

[7] McClave S A,Taylor B E,Martindale R G,et al.Guidelines for the provision and assessment of nutrition support therapy in the adult critically ill patient:Society of Critical Care Medicine(SCCM)and American Society for Parenteral and Enteral Nutrition (ASPEN)[J].JPEN J Parenter Enteral Nutr,2016,40(2):159 - 211.

[8] Stratton R J,King C L,Stroud M A,et al.“Malnutrition Universal Screening Tool” predicts mortality and length of stay in acutely ill elderly[J].Br J Nutr,2006,95(2): 325 - 330.

[9] Stratton R J,Hackston A,Longmore D,et al.Malnutrition in hospital outpatients and inpatients:prevalence,concurrent validity and ease of use of the “Malnutrition Universal Screening Tool”(“MUST”)for adults[J].Br J Nutr,2004,92(5):799 - 808.

[10] Detsky A S,McLaughlin J R,Baker J P,et al.What is subjective global assessment of nutritional status[J].JPEN,1987,11(1):8 - 13.

[11] Detsky A S,Baker J P,Mendelson R A,et al.Evaluation the accuracy of nutritional assessment techniques applied to hospitalized patients:methodology and comparisons[J].JPEN,1984,8(2):153 - 159.

[12] Jeejeebhoy K N,Detsky A S,Baker J P.Assessment of nutritional status[J].JPEN,1990,14(5):193 - 196.

[13] Reilly H M.Screening for nutritional risk[J].Pine NutxSoc,1996,55(3): 841 - 853.

[14] Barone L,Milosavljevic M,Gazibarieh B.Assessing the older person:is the MNA a more appropriate nutritional asessment tool than the SGA[J].J Nutr Health Aging, 2003,7(1):13 - 17.

[15] Soini H,Roumsalo P,Lagstrom H.Characteristics of the Mini-nutritional assessment of elderly home-care patients[J].Eur J Clin Nutr,2004,58(1):64 - 70.

[16] 于康,刘燕萍,李宁.腹透患者蛋白质营养状况评价及人体组成测定[J].中国临床营养杂志,2003,11(3):39 - 41.

[17] 陈禹,杨勤兵,李晓霞,等.使用微型营养评价精法评价中医科老年住院患者的营养状况[J].中国老年学杂志,2013,33(4):811 - 812.

[18] 马慧萍,孙俐.新版微型营养评价法在呼吸科住院老年患者中的应用[J].护理学

报，2013，20(11A)：56 - 58.

[19] Gibson R S.Principles of nutritional assessment[M]. 2nd edition.New York：Oxford University Press，2005：809 - 826.

[20] Clugston A，Paterson H M，Yuill K，et al.Nutritional risk index predicts a high-risk population in patients with obstructive jaundice[J]. Clin Nutr，2006，25(6)：949 - 954.

[21] Kyle Ú G，Kossovsky M P，Karsegard V L，et al. Comparison of tools for nutritional assessment and screening at hospital admission：a population study[J]. Clinical Nutrition，2006，25(3)：409 - 417.

[22] Bauer J M，Vogl T，Wicklein S，et al.Comparison of the mini nutritional assessment，subjective global assessment，and nutritional risk screening(NRS 2002)for nutritional screening and assessment in geriatric hospital patients[J]. Z Gemntol Geriatr，2005，38(5)：322 - 327.

[23] American Society for Parenteral and Enteral Nutrition Board of Directors and Clinical Practice Committee. Definition of terms，style，and conventions used in ASPEN. Board of Directors-approved documents.American Society for Parenteral and Enteral Nutrition.Published July，2010，Accessed July 8，2010.

[24] Kondrup J，Allison S P，Elia M，et al. ESPEN guidelines for nutrition screening 2002[J]. Clinical nutrition，2003，22(4)：415 - 421.

[25] 王新颖. 2016 年成人危重症患者营养支持治疗实施与评价指南解读[J].肠外与肠内营养，2016，23(5)：263 - 269.

[26] 刘萍.不同营养评价方法对原发性肝癌患者的适用性研究[D].天津：天津医科大学，2013.

[27] Cederholm T，Bosaeus I，Barazzoni R.营养不良诊断标准：ESPEN 共识声明[J].临床营养学现状，2015，7(1)：27 - 32.

[28] 中华医学会肠外肠内营养学分会.肠外肠内营养学临床指南系列一——住院患者肠外营养支持的适应证(草案)[J]. 中华医学杂志，2006，86(5)：295 - 299.

[29] 焦秀娟，姜慧卿，韩忠厚，等.肝硬化患者营养指标评估的临床意义[J]. 肠外与肠内营养，2003，10(4)：226 - 228.

[30] Fernandes S A，Bassani L，Nunes F F，et al. Nutritional assessment in patients with cirrhosis[J]. Arquivos de Gastroenterologia，2012，49(1)：19 - 27.

[31] Beberashvili I，Azar A，Sinuani I，et al. Bioimpedance phase angle predicts muscle function，quality of life and clinical outcome in maintenance hemodialysis patients[J]. European Journal of Clinical Nutrition，2014，68(6)：683 - 689.

[32] 朱鸣，徐列明.肝硬化患者常用的营养风险评价方法与比较[J]. 临床肝胆病杂志，2013，29(5)：327 - 329.

[33] 金爱华，杨华升.慢性肝病营养评估研究进展[J]. 中西医结合肝病杂志，2013，23(5)：318 - 320.

[34] 田莉莉，李丽，叶志霞.恶性梗阻性黄疸患者营养评估的研究进展[J]. 解放军护

理杂志，2007，24(5)：48-50.

［35］王庆华，刘化侠，周希环，等.住院老年患者营养评估方法的研究进展［J］.护理研究，2005，19(7)：1143-1145.

［36］胡弘毅，朱琴梅，王甦.肝硬化患者营养状况影响因素与评估方法研究进展［J］.胃肠病学和肝病学杂志，2015，24(8)：1026-1029.

［37］Olveira G，Tapia M J，Ocón J，et al. The subjective global assessment predicts in-hospital mortality better than other nutrition-related risk indexes in noncritically ill inpatients who receive total parenteral nutrition in Spain（prospective multicenter study）［J］. Journal of the Academy of Nutrition and Dietetics，2013，113(9)：1209-1218.

［38］McClave S A，DiBaise J K，Mullin G E，et al. ACG Clinical Guideline：Nutrition therapy in the adult hospitalized patient. Am J Gastroenterol，2016,111(3)：315-334.

［39］刘影，杨大刚，朱婕，等.不同营养筛查工具对住院患者营养状况的评估价值［J］.贵阳医学院学报，2015,40(5)：486-489.

［40］Olveira G，Tapia M J，Ocón J，et al.The subjective global assessment predicts in-hospital mortality better than other nutrition-related risk indexes in noncritically ill inpatients who receive total parenteral nutrition in Spain（prospective multicenter study）［J］. Journal of the Academy of Nutrition and Dietetics，2013，113(9)：1209-1218.

［41］施黎涛，侯黎莉.肿瘤患者营养状况评价进展［J］.检验医学与临床，2012，9(16)：2035.

［42］吴蓓雯，曹伟新.主观综合性营养评价法在住院患者营养状况及预后评价中的作用［J］.肠外与肠内营养，2008，15(3)：185-186.

［43］汪玉洁，陈锦秀.营养评价工具在肿瘤患者中的应用研究进展［J］.中华护理杂志，2012,47(7)：663-669.

［44］Sieber C C. Nutritional screening tools—How does the MNA® compare? Proceedings of the session held in Chicago May 2-3,2006（15 Years of Mini Nutritional Assessment）［J］. Journal of Nutrition Health & Aging，2006,10(6)：488-492.

第三章 肠内营养启动时机及制剂选择

　　临床营养学是研究患者营养的一门科学,临床营养已成为临床综合治疗的一个重要组成部分,是现代医院管理的综合措施之一。正确的营养支持及治疗能显著提高患者的治愈率,降低死亡率,加速病床周转率。

　　营养治疗在增进疗效上与医疗和护理有着同等重要的作用。如果只重视药物治疗而忽视营养,就无法达到最佳的治疗效果。药物主要通过机体内因发挥其对疾病的治疗作用,而合理的营养能增强机体的抵抗力,促进组织修复,为药物治疗提供物质基础。

一、肠内营养的时机

　　肠内营养与肠外营养相比,具有更符合生理、有利于维持肠道黏膜细胞结构和功能完整性、并发症少且价格低廉等优点,因此只要患者存在部分胃肠道消化吸收功能,就应当尽可能考虑肠内营养支持。

　　肠内营养的时机选择很重要。危重患者或严重创伤患者一旦血流动力学稳定,酸碱失衡和电解质紊乱得到纠正,就应立即开始肠内营养。一般严重创伤后 24～48 h 内给予肠内营养效果最佳。对于择期手术的患者,如果存在营养不良,手术前就应该采用肠内营养,改善患者的营养状况和免疫功能,提高手术耐受力,降低手术风险,减少手术并发症。

　　(一)围手术期

　　1. 术前 10～12 h 禁食,这一传统的准备措施可使患者过早进入分解代谢状态,不利于患者术后康复。有证据表明,术前 2～3 h 进食流食并不增加反流与误吸的风险,因此在手术前夜与术前 2 h 给予大手术患者一定量碳水化合物。结直肠手术和髋关节置换手术患者术前口服低渗性碳水化合物饮料可减轻术后胰岛素抵抗,有助于减少骨骼肌分解,且患者耐受性良好。

　　2. 结直肠手术和胆囊切除术患者术后早期进食或肠内营养有益。有证据表明术后早期进食或肠内营养(包括术后 1～2 天即开始进食流食),不影响结直肠吻合口愈合。但早期经消化道营养摄入对上腹部胃肠道大手术患者的影响尚不清楚。专家共识认为,应根据患者的胃肠功能和耐受能力决定术后早期进食或肠内营养的开始时间和剂量。

3.头颈部及腹部恶性肿瘤的患者术前营养不良较常见,其术后感染的风险较高,术后由于吻合口水肿、梗阻或胃排空障碍等常导致延迟经口进食,这些患者应考虑应用管饲喂养,在术后 24 h 内就可进行管饲营养。

（二）重型颅脑损伤

1.早期肠内营养在重型颅脑损伤治疗中起到积极的作用。特别是对减轻外伤引起的应激性反应所导致的全身性炎症反应;预防上消化道应激性溃疡出血,水、电解质紊乱,颅内感染等并发症;促进患者康复及提高患者生存质量。

2.重型颅脑损伤患者早期机体处于高代谢、高分解状态,若不及时补充足够能量,会导致营养不良、免疫功能低下等,并影响中枢神经系统功能恢复。通常重型颅脑损伤后早期是指伤后 24～48 h 内[1]。随着人们对营养支持的深入了解,早期肠内营养（EEN）越来越受到重视,改变了以往认为颅脑损伤患者意识和吞咽障碍、胃肠延迟,进行肠内营养后容易造成误吸等观点[2]。

3.传统观点认为重型颅脑损伤昏迷患者的营养支持应分为 3 个阶段:

（1）第一阶段为全肠外营养:适用于病情重、生命体征未稳定或出现应激性消化道溃疡等不能行肠内营养的患者。

（2）第二阶段为肠外营养＋肠内营养:适用于患者消化道功能尚可、无进食禁忌的昏迷患者和不能吞咽的患者。

（3）第三阶段为全肠内营养:主张在伤后 48 h 内或术后肠鸣音恢复,每日胃潴留量小于 150 ml,无消化道出血的条件下才给予鼻饲饮食[3]。

4.关于肠内营养时机的选择,目前文献提倡早期营养支持,因为重型颅脑损伤后 3 h 可引起明显肠内黏膜结构和屏障功能损害。早期肠内营养支持有利于中断胃黏膜损伤并加强肠蠕动,增加胃黏膜的防御作用;同时营养液也使分泌过多的胃酸得到中和,减少对黏膜的损害,较静脉营养更符合人体生理过程,更加安全可靠[4]。研究表明,重型颅脑损伤术后早期给予足够的EN,不仅可以改善全身代谢状况,减少静脉液体输入总量,有利于高颅压的缓解,同时还可以维持胃肠道黏膜的完整性,增强抵抗力,减少感染等并发症的发生[5-6]。早期肠内营养支持对维护机体代谢,保持组织、器官的结构和功能,增加机体免疫力[7],减轻继发性全身炎症反应状态造成的损伤有重要的意义,同时还可以改善患者的生存质量,降低重症患者的伤残率和死亡率,改善预后[8]。

（三）胃癌

1.20 世纪 90 年代,有研究证明胃癌术后早期开始肠内营养（EN）治疗也是必需的,肠内营养（EN）具有符合生理、减少并发症和降低治疗费用等多种益处[9,10]。但是对于肠内营养治疗的起始时间目前尚未有统一定论[11,12]，2009 年美国肠外肠内营养学会发表的相关指南建议，在可以进行或者部分进行肠内营养支持时，不建议行完全的肠外营养支持疗法[13,14]。肠内营养在恢复患者肠道蠕动、保护肠道黏膜屏障、抑制细菌移位中的作用是肠外营养不可比拟的。

2. 胃癌患者术前多因进食欠佳、肿瘤消耗等原因存在不同程度的营养不良，术后长时间禁食、手术创伤等应激反应使患者机体处于高分解代谢状态，从而加重营养不良，导致并发症增加、康复延迟。目前，多数研究者认为，术后合理的营养支持可促进患者尽早康复。EN 是长期以来普遍使用的营养治疗方式，早期肠内营养可保护肠道黏膜，促进肠道功能的恢复，防止肠道黏膜萎缩，从而减少肠道菌群失调和抑制真菌在肠道内迅速增长。据报道，经肠内营养的患者术后 2 周病毒感染率为 0，细菌感染率为 14%，而不做肠内营养的患者病毒感染率为 17%，细菌感染率为 29%。

3. 以往人们普遍认为，胃肠手术后患者应禁食至肛门排气后方可进食。EN 时机一般在术后 12～24 h。故通常在肛门排气、胃肠功能恢复后才给予 EN。研究表明术中小肠从未停止过蠕动，而且小肠的吸收功能始终存在。这为术后早期肠内营养提供了理论依据。同时也有人提出，患者行消化道手术后，小肠的吸收功能在术后 6～12 h 即开始恢复[15]。《临床诊疗指南：肠外肠内营养学分册》指出：在术后早期即可开始 EN 支持，EN 可以维护肠黏膜屏障，维持肠道免疫功能，促进肠蠕动，使胃肠功能及早恢复。

（四）烧伤

烧伤属于意外伤害，会给人体带来极大的影响，破坏身体内的各项组织以及代谢平衡，大量消耗体内的蛋白质、脂肪、能量等，严重影响患者的健康和生存质量。而烧伤后的患者体内大多处于高代谢的状态，导致各项营养供给不充足，使伤情不易恢复，所以对其采取营养支持，补充体内所需要的营养元素至关重要。营养支持的目的不仅仅是帮助烧伤患者补充所需元素，更重要的是提高治疗效果，促进患者康复。

（五）儿童

1. 儿童肌肉和脂肪组织的储备少于成人，危重患儿存在分解代谢增加及营养摄入减少，故入住儿童重症监护病房（pediatric intensive care unit, PICU）的患儿是营养不良的高风险人群。而危重患儿住院过程中不适当的营养治疗将进一步导致营养状态恶化，增加院内感染、多脏器功能障碍等并发症的风险，延长机械通气时间、住院时间，增加病死率和致残率。

2. 肠内营养是危重患儿的首选营养方式，且应尽早开始。肠内营养较肠外营养更符合人体的生理过程，较少引起肝脏损害和其他代谢并发症，且能保护胃肠黏膜,改善消化道免疫功能,防止肠道菌群紊乱及移位,减少感染并发症。早期肠内营养对入院前即存在营养不良的患儿更为重要,因这些患儿可能更难承受病程中出现的营养恶化。

3. 对存在可疑缺血性肠病或较高误吸风险的患儿,早期肠内营养存在一定的风险。既往曾认为血流动力学不稳定的患儿不适于早期肠内营养,但目前的研究表明,标准化、渐进性肠内营养方案结合相关的监测手段可帮助使用血管活性药物治疗的患儿在充分复苏后安全地达到营养目标。

二、推荐意见

1. 以下患者应尽早开始营养支持(尽可能通过肠内途径):预计围手术期禁食时间多于 7 天;预计 10 天以上经口摄入量无法达到推荐摄入量的 60% 以上。(D 级)

2. 术前鼓励那些不能从正常饮食中满足能量需要的患者接受口服营养支持,在住院之前就可以开始肠内营养支持。没有特殊的误吸风险及胃瘫的手术患者,建议仅需麻醉前 2 h 禁水,6 h 禁食。(A 级)

3. 手术后应尽早开始正常食物摄入或肠内营养。大部分接受结肠切除术的患者,可以在术后数小时内开始经口摄入清淡流食,包括清水。(A 级)

4. 对不能早期进行口服营养支持的患者,应用管饲喂养,特别是以下患者:

(1) 因为肿瘤接受了大型的头颈部和胃肠道手术。(A 级)

(2) 严重创伤。(A 级)

(3) 手术时就有明显的营养不良。(A 级)

(4) 大于 10 天不能经口摄入足够的(>60%)营养。(D 级)

5. 在术后 24 h 内对需要的患者进行管饲营养。(A 级)

6. 早期营养支持有助于改善危重症患者的临床结局。(A 级)

7. 在生命体征稳定的条件下,危重症患者的营养支持可在入 ICU 后24~72 h 开始。(C 级)

8. 只要胃肠道解剖结构与功能允许,应首选 EN。(A 级)

9. 需要营养支持的烧伤患者优先考虑采用肠内营养。(B 级)

10. 烧伤早期血流动力学不平稳时不宜肠内营养。(D 级)

11. 早期肠内营养还是延迟肠内营养的疗效更佳目前缺乏证据支持,但专家认为早期给予肠内营养利益更多。(D 级)

三、肠内营养的制剂选择

肠内营养(enteral nutrition,EN)在中国临床应用已有 40 多年的历史。

1974 年 EN 制剂应用于临床,并取得良好的效果。但长期以来 EN 并没有得到足够的重视,在国内发展得非常缓慢。许多患者甚至医生对 EN 的定义、分类都不清楚,一些药品说明中也常出现 EN 通用名使用不规范的现象。这些情况均已影响到 EN 的科学管理与合理应用。现就 EN 制剂的分类及应用进行简单说明。

2005 年出版的《国家基本药物目录》中将 EN 制剂按氮源分为三大类:氨基酸型、短肽型(前两类也称为要素型 elemental type)、整蛋白型(也称为非要素型 non-elemental type)。上述三类又可各分为平衡型(balanced)和疾病适用(disease orientated)型。

此外,尚有组件型(module)制剂,如单纯氨基酸/短肽/整蛋白组件、糖类制剂组件、长链(LCT)/中长链脂肪(MCT)制剂组件、维生素制剂组件等。

(一)肠内营养中的物质添加

随着肠内营养支持在临床中的广泛应用,其营养制剂也不断改进和发展,尤其引起人们普遍关注的是以下这些物质的添加[15]。

1. 谷氨酰胺:其是肠道的主要供能物质,肠道对谷氨酰胺的摄取远超过其他任何一种氨基酸。尤其在创伤、感染等应激状态下。谷氨酰胺可以减少肠管通透性,预防肠道细菌易位,改善生存。

2. 精氨酸:其在机体代谢中发挥着重要作用,参与免疫和血管张力的调节。在创伤、感染等严重应激时,补充外源性精氨酸不仅可填补机体内精氨酸的需求,而且还能促进生长激素及胰岛素分泌,纠正代谢紊乱,减少创伤后氮的丢失,加速创伤的愈合。

3. 人体肠道的原居菌(乳酸菌、双歧杆菌):其能与肠内致病菌竞争,调节肠道菌群,保护黏膜生物屏障,增加免疫细胞活性和抗体量,改善肠道功能。

4. 水溶性膳食纤维:长期不能进食患者在行肠内营养初期出现腹泻或便秘,绝大多数是因为肠内营养制剂中不含水溶性膳食纤维,进而引起小肠黏膜萎缩所致。近期,有研究[16]利用商品化的肠内营养制品——瑞素为主要原料,根据患者病情,再加入氨基酸、葡萄糖、食用植物油等基本营养元素,以乳化技术配制成一种新型的个体化肠内营养制剂。经试验证明自配肠内营养液在促进伤口愈合率和提高淋巴细胞计数方面优于膳食,同时自配肠内营养液与商品化的肠内营养液——瑞素比较,效果无差异,但自配肠内营养液成本较低。

(二)EN 制剂类型与适应证

1. 氨基酸型分为:① 平衡型:一般营养型,此类制剂有肠内营养粉(AA)(维沃);② 疾病适用型:例如苯丙氨酸代谢障碍适用等。每袋 80 g,内含 100% 游离氨基酸浓度约 15%,脂肪为 2.5%(脂肪 0.8 g、亚油酸 0.6 g),碳水化合物为 82.2%（61.7 g 为麦芽糖糊精、食物淀粉），同时含有人体必需矿物质、多种维生素和微量元素等。属于无渣食物，粪便排出量少，因此不需消化液或极少消化液便可吸收。能源来自糊精及食物淀粉，热量与氮的比值为 128∶1；脂肪来自大豆油，其含量控制在需要量的最低限，以减少对胰腺外分泌系统和肠管分泌的刺激。

适用于消化道通畅但不能正常进食，合并中-重度营养不足的患者；消化道术前准备的患者；消化道手术后吻合口瘘（如咽部瘘、食管瘘、胃瘘、结肠瘘等）患者；处于胰腺炎恢复期的患者；短肠综合征（小肠的长度短于 60 cm）的患者；炎性肠道疾病（如克罗恩病）患者等。

2. 短肽型肠内营养（包括乳剂、混悬液、粉剂）此类制剂有肠内营养混悬液（SP）（百普力）以及粉剂类型（百普素）等，所含蛋白质为蛋白水解物形式。小肠中有运输低聚肽的体系，低聚肽经小肠黏膜刷状缘的肽酶水解后进入血液，容易被机体利用。同时其不含乳糖，避免了乳糖不耐受引起的腹泻和脂代谢障碍等一系列问题。几乎能被完全吸收，低渣，仅需少量消化液即可吸收，排粪便量少。适用于有胃肠道功能或部分胃肠道功能的患者。如胰腺炎患者、肠道炎性疾病患者、放射性肠炎和化疗患者、肠瘘患者、短肠综合征患者、艾滋病病毒感染者等。也可用于营养不足患者的手术前后喂养及肠道准备。能补充人体日常生理功能所需的能量及营养成分。

3. 整蛋白型（剂型有乳剂、混悬液、粉剂），此类制剂最多，容易混淆，但是只要按照标准分类，仍然是易于理解的。

（1）平衡型普通整蛋白肠内营养：常见的制剂有肠内营养制剂（TP）（安素）、肠内营养乳剂（TP）（瑞素）等。该型制剂进入胃肠道后可刺激消化腺体分泌消化液，帮助消化、吸收，在体内消化吸收过程同正常食物，可提供人体必需的营养物质和能量。其中有些制剂含有中链三酰甘油（如瑞素），更有利于脂肪的代谢吸收；有些制剂为了节约入液量而制成高能量密度，每 1 ml 提供 1.3～1.5 kcal 的能量，如肠内营养乳剂（TP-HE）（瑞高），肠内营养混悬液（TPF）（能全力 1.5）；还有些制剂添加了膳食纤维以改善胃肠道功能，如肠内营养乳剂（TPF-D）（瑞代）、能全力、瑞先等。同一制剂可以同时属于两个以上的不同类型。这一大类制剂适于面或颈部创伤，或颅颈部手术后的患者；咀嚼和吞咽功能性或神经性损害，或咽下困难的患者；意识丧失的患者和（或）接受机械通气的患者；高分解代谢状态，如癌症、烧伤和颅脑创伤患者；神经性畏食者等。

（2）疾病适用型整蛋白肠内营养：有糖尿病型肠内营养制剂，如肠内营养乳剂（TPF-D）（瑞代）；肿瘤适用型肠内营养乳剂，如肠内营养乳剂（TPF-T）（瑞能）；高蛋白、高能量肠内营养乳剂，如瑞高、瑞先；免疫增强型肠内营养，如苗沛;肺病型肠内营养混悬液,如易菲佳;肾病用复方 α-酮酸类似物,如开同等。

四、EN 的禁忌证及注意事项

EN 不是万能的,在临床治疗中有些情况是不适合用的。EN 不能应用于完全肠梗阻、严重的短肠综合征或高排泄量的瘘。半乳糖血症患者、严重腹腔内感染者也禁用 EN,且严格禁忌静脉内输入 EN。

使用 EN 应注意定期监测生化指标,使用前摇匀,在有效期内使用。药品应在 25 ℃以下密闭保存。开启后冰箱内(2～10 ℃)保存,并于 24 h 内用完。

五、早期应用 EN 是医学发展的趋势

当患者食欲、饮食下降时,应在早期考虑给予肠内营养支持,可预防营养不足,并对疾病康复有一定帮助。

1. 给药途径可根据患者的情况选择:分次口服、鼻饲、胃造瘘、空肠造口等。

2. 给药方法根据患者胃肠道的耐受情况,由少量逐渐增至患者的需要量。

3. 喂养管的材料选择:目前首选聚氨酯导管,此管柔软,患者耐受性好,导管对 pH 不敏感。聚氯乙烯的导管含增塑剂,较硬,对 pH 敏感,易出现咽炎,患者耐受性不好,使用时间短。硅胶材质的导管柔软,操作时不易置入,另外导管内壁粗糙,故易发生堵塞。

总之,对使用 EN 治疗的患者及家属,应该定时宣教,使他们了解 EN 的重要性,掌握一般的护理知识,有效地预防并发症的发生。

表 3－1　不同配方肠内营养制剂的特点及其适用对象

配方	主要营养底物组成			特点	适用对象
	碳水化合物	氮源	脂肪		
整蛋白配方	双糖	完整蛋白	长链或中链脂肪酸	营养完全、可口、价廉	胃肠道消化功能正常者
预消化配方	糊精	短肽或短肽＋氨基酸	植物油	易消化、吸收、少渣	胃肠道有部分消化功能者
单体配方	葡萄糖	结晶氨基酸	植物油	易消化、吸收	用于消化功能障碍患者
免疫营养配方	双糖	完整蛋白	植物油	添加谷氨酰胺、鱼油等	创伤患者、大手术后患者

续表 3－1

配方	主要营养底物组成			特点	适用对象
	碳水化合物	氮源	脂肪		
匀浆膳	蔗糖	牛奶鸡蛋	植物油	营养成分全面，接近正常饮食	肠道的消化吸收功能要求较高，基本上接近正常功能
组件膳				单一的营养成分	适合补充某一营养成分
低糖高脂配方	双糖	完整蛋白	植物油	脂肪提供50%以上热卡	适合糖尿病、通气功能受限的重症患者
高能配方	双糖	完整蛋白	植物油	热卡密度高	适合限制液体摄入的患者
膳食纤维配方	双糖	完整蛋白	植物油	添加膳食纤维	适合便秘或腹泻的重症患者

表 3－2 常用肠内营养制剂主要成分

品名	能量 kcal/1 000 ml	蛋白质 g/L	脂肪 g/L	碳水化合物 g/L	适用对象及特点
安素	1 000	35	35	137	整蛋型肠内营养制剂 粉剂
瑞素	1 000	38	34	138	整蛋型肠内营养制剂
瑞代	900	34	32	120	缓释淀粉为碳水化合物来源，适用于糖尿病及应激性高血糖患者
瑞先	1 500	56	58	188	含膳食纤维
瑞能	1 300	58.5	72	104	高脂肪、高能量、低碳水化合物，癌症患者的肠内营养，含有 ω－3 脂肪酸、维生素 A、C、E，能改善免疫功能
瑞高	1 500	75	58	170	高蛋白、高能量、易于消化的脂肪，适用于液体入量受限的患者
百普力	1 000	40	10	188	短肽型（含有一定量氨基酸）
能全力	1 000 (1 cal/ml)	40	39	123	整蛋白制剂多种规格:0.75 kcal/ml、1 kcal/ml、1.5 kcal/ml
能全素	1 000	40	39	123	整蛋白制剂 粉剂
维沃	1 000	38.3	2.78	205.67	氨基酸型肠内营养制剂

参考文献

[1] 杭春华,史继新,黎介寿,等.创伤性脑损伤后肠黏膜结构和屏障功能的变化[J].肠外与肠内营养,2005,12(2):94-98.

[2] 黄利红,吴丽娜.肠内营养制剂在 ICU 重型颅脑损伤患者的应用及护理[J].中国保健营养,2012,22(9):3420.

[3] 潘仁龙,张晓峰,杜卫阳,等.重型颅脑损伤患者早期肠内营养支持对预后的影响[J].肠外与肠内营养,2006,13(3):165-167.

[4] 常岚.ICU 重型颅脑损伤患者应用早期肠内-肠外营养支持的护理[J].中华全科医学,2010,8(7):927-928.

[5] 孙夕峰,唐勇.早期胃肠内支持在颅脑损伤患者临床治疗中的分析[J].现代医药卫生,2012,28(14):2139-2141.

[6] 李小好,尚桂莲,周志斌,等.早期肠内营养支持对重症脑卒中患者营养状况和免疫功能以及预后的影响[J].中国全科医学,2012,14(26):3006-3009.

[7] 余慧青,马慧文,田玲,等.早期肠内营养对改善重症颅脑损伤患者炎症反应的临床效果探讨[J].中华临床医师杂志,2013,7(11):5085-5087.

[8] 黎介寿.胃肠道外瘘[J].中华外科杂志,1978,28(4):214-216.

[9] Ziegler T R. Parenteral nutrition in the critically ill patient[J]. N Eng J Med,2009,361(10):1088-1097.

[10] 陈娟,王玉珍.肠内营养支持治疗对重症肝硬化患者肝功能的影响[J].河北医药,2009,12(6):202-203.

[11] 周伯良.术后早期肠内免疫营养对结肠癌患者的影响[J].中国现代普通外科进展,2013,16(10):828-830.

[12] Kondrup J,Allison S P,Elia M,et al. ESPEN guidelines for nutri-tion screening 2002[J]. Clin Nutr,2003,22(4):415-421.

[13] Kreymann K G,Berger M M,Deutz N E,et al. ESPEN guidelines on enteral nutrition:intensive care[J]. Clin Nutr,2006,25(2):210-223.

[14] Heighes P T,Doig G S,Sweetman E A,et al. An overview of evidence from systematic reviews evaluating early enteral nutrition in critically ill patients:more convincing evidence is needed[J]. Anaesth Intensive Care,2010,38(1):167-174.

[15] 姚礼庆,钟芸诗,周平红.经皮内镜胃造瘘和小肠造瘘术的临床应用价值.中国现代手术学杂志,2006,10(4):250-253.

[16] 王蕊,阚春梅,赵艳芳.机械通气患者肠内营养 3 种鼻饲方式的比较[J].护理研究,2007,21(1):57-58.

[17] 中国医师协会.临床技术操作规范:临床营养科分册[M].北京:人民军医出版社,2011.

[18] 中国医师协会.临床诊疗指南:临床营养科分册[M].北京:人民军医出版社,2011.

［19］中华医学会.临床技术操作规范:肠外肠内营养学分册［M］.北京:人民军医出版社,2008.

［20］中华医学会.临床诊疗指南:肠外肠内营养学分册(2008 版)［M］.北京:人民卫生出版社,2009.

［21］Sobotka L,蔡威.临床营养基础(第 2 版)［M］.上海:复旦大学出版社,2002.

第四章　肠内营养途径的建立与维护

肠内营养(enteral nutrition,EN)是经胃肠道提供代谢需要的营养物质及其他各种营养素的营养支持方式,是临床上非常重要的营养治疗技术之一[1]。EN不仅可以满足机体对营养的需求,更重要的是可维持肠黏膜组织结构的完整性,有助于保护肠黏膜屏障,促进肠功能恢复。安全有效地实施肠内营养的前提是要选择一条合理的营养管放置途径。肠内营养置管途径及技术种类繁多,主要取决于患者胃肠道解剖结构的连续性、功能的完整性、肠内营养实施的预计时间、有无误吸可能等因素。

一、肠内营养途径的建立

从置入导管管端的位置上来讲,可分为幽门前置管(胃内置管)和幽门后置管两大类,后者还可分为十二指肠内置管和空肠内置管;从采用的置管手段和方法上来讲可分为床边置管、引导下置管、内镜引导下置管及手术(开放手术或腹腔镜手术)置管等方法。[1,2]

(一)幽门前置管

幽门前置管主要指胃内置管,导管的尖端在胃内。胃内置管行肠内营养的优点是胃容量大,对营养液的渗透压不敏感,适合各种肠内营养制剂,如要素饮食、匀浆饮食、混合奶等,另外更符合生理,可采用间歇性输注方法,缺点是易发生误吸和吸入性肺炎等并发症。胃内置管的方法有以下几种[3]:鼻胃置管、胃造口置管、经颈部食管造口胃内置管、经颈部咽造口胃内置管。目前临床上最常用的是鼻胃管和胃造口管。

1.鼻胃管　鼻胃管是短期肠内营养支持的首选途径,具有无创、经济、简便等优势。适用于胃肠功能完整、无法经口进食、营养预期时间较短者。鼻胃管喂养的优点是放置简单,一般腹部手术常规放置胃管,早期可作减压用,待需要EN时可从胃管中灌注营养制剂。但对于诸如昏迷、气管切开或气管插管、严重吸入性损伤、食管狭窄等难置性胃管的患者,采用常规方法插管成功率低,有报道利用X线、胃镜、视频喉镜[4]和纤维支气管镜[5]辅助留置胃管可提高置管成功率,减少并发症,缩短置管时间。鼻胃管喂养的优点在于胃的容积大,对营养液的渗透压不敏感,适用于胃肠道连续性完整的患者。缺点是有反流与误吸的危险,而且经鼻放置导管可导致鼻咽部溃疡、鼻中隔坏死、鼻窦炎、耳炎、声嘶以及声带麻痹等并发症。

2. 胃造口管　其目的主要有两个:胃减压和肠内营养。目前营养性胃造口的方法很多,主要有手术胃造口术、经皮内镜胃造口术、X 线下经皮穿刺胃造口术及腹腔镜胃造口术等。经胃造口管喂饲肠内营养避免了鼻腔刺激,而且可适用于于胃肠减压、pH 监测、给药等。胃造口可采取手术(剖腹探查术或腹腔镜手术)或非手术方式。经皮内镜下胃造口术(PEG)无须全麻,创伤小,术后可立即灌食,可置管数月至数年,满足长期喂养的需求。虽然胃造口术容易操作,但缺点与鼻胃管相似,易发生返流与误吸,同时对于胃肠吻合口瘘和胰腺疾病患者也不适用。胃造口导管可选用 Foley 导管、蕈状导管及普通硅胶管等。近年来腹腔镜技术日益普及,胃造口亦可在腹腔镜下完成。此法更为简单,且创伤更小[6,7]。

(二)幽门后置管

幽门后置管主要是指十二指肠及空肠内置管技术。适用于肠道功能基本正常而胃功能受损、胃瘫或误吸风险较高的患者。常用的途径有鼻十二指肠或空肠管、空肠造口、经皮内镜下小肠造口及双腔 T 管等。[3]

1. 鼻肠管　鼻十二指肠管或鼻空肠管是指导管尖端位于十二指肠或空肠,主要适用于胃或十二指肠连续性不完整(胃瘘、幽门不全性梗阻、十二指肠瘘、十二指肠不全性梗阻等)和胃或十二指肠动力障碍的患者。此法可基本避免营养液的反流或误吸。置管操作可以在患者床旁进行,也可在内镜或 X 线辅助下进行。床旁放置肠内营养管可以先放鼻胃管,然后让其自行蠕动进入小肠。置管前给予胃动力药有一定帮助。导管位置可通过注射空气后听诊、抽取胃液或肠液、X 线透视等方式加以确认。内镜或 X 线辅助下放置鼻肠管的成功率可达 85%～95%。如术后鼻肠管移位,可重新插入,最简单的方法是经鼻盲视下置管,但成功率低。用螺旋鼻肠管置管的成功率虽有所提高,但此法得以实施的前提是上消化道必须有正常的解剖结构和功能。因而在上消化道存在解剖结构异常或功能性病变时可采用胃镜或 X 线辅助放置,其成功率常可达 100%。前者的优点是可在床旁进行,后者在胃镜因消化道狭窄不能通过时仍可顺利开展。对于需术后早期 EN 支持的患者,一般可在手术前或手术中安置鼻肠营养管。如患者插管无困难,可在术前将胃管与鼻肠管捆绑在一起经鼻插入,术中将鼻肠管送入空肠近端,胃管留置于胃内。如插管困难,术前可先插入胃管,手术中在胃管末端绑上丝线后抽出,将胃管与鼻肠管捆绑后经丝线牵引送入。

2. 空肠造口　空肠造口始于 1878 年,由 Surmay 首先创用。空肠造口在肠内营养支持中具有重要作用,广泛适用于咽、食管、胃、十二指肠病变不能进食的患者,对有明显胃食管反流者、误吸高危患者、腹部大手术后的患者、胃切除术后的患者、胃排空不良者尤为适用。空肠造口术可作为一种手术单独施行,但更多情况下是作为一种腹部手术的附加手术而进行的。其可以在剖腹手术时实施,包括空肠穿刺插管造口或空肠切开插管造口,也可以直接在内镜下进行。一般认为,在其他途径和置管方式不能完成肠内营养时均可选择空肠造口的方法。其主要优点有:① 较少发生因营养液反流而引起的呕吐和误吸;② 肠内营养可与胃肠减压同时进行,对胃十二指肠外瘘及胰腺疾病患者尤为适宜;③ 喂养管可长期放置;④ 患者可同时经口进食;⑤ 管端外露部分在腹部,较为隐蔽,无明显不适,心理负担小,活动方便。

二、管道的维护

1. 管道固定 对于各种管饲肠内营养管道,术后应妥善维护以确保管端位置正确和管道通畅,努力延长导管的使用时间。对于有意识障碍的患者,尤其是各种造口置管者还应采取相应措施,防止其误拔导管。对于 PEG 还应特别注意导管固定的松紧度要适当,通常要求体外固定垫片下应确保 PEG 管有至少 5 mm 的自由移动空间,过松则易出现胃内容物沿管壁外渗漏,增加感染机会和脱管危险[8]。术后初期如导管固定过松,还可能增加出血和腹膜炎机会。导管固定过紧则易引起造口周围组织的缺血甚至坏死,可导致内垫综合征。为防止粘连,每次清洁消毒造口时,应松开外固定垫片,将导管向腹内推进 2 cm 后轻轻回拉至产生张力并核实刻度后再固定。对于以水囊为内固定者,应每周 1 次抽除水囊后重新注入规定量的蒸馏水,以确保水囊的大小合适,确保内固定效果和及时发现水囊渗漏。对于长期置管的,有活动能力,不需要长期卧床的患者,应加强营养管护理的宣教,提高患者自我护理意识。告知患者翻身或下床活动时,注意检查营养管是否打折。由于营养管材质特殊,打折后难以恢复,输注黏稠液体就容易发生堵管,故需培养患者注重检查营养管是否打折的习惯。告知患者发现营养管固定不好时,不能自行调整固定,需及时通知护士采取措施,以避免改变置管长度或营养管打折。

2. 管道通畅 不管何种营养管,注入营养物或药物前后均应用温水冲管,并于餐间注水以保通畅。对于导管的体外段,注意保持洁净,勿过度弯折,尽量不钳夹以免加快管道老化速度和增加渗漏机会。进行胃内管饲者每次管饲前应检查胃内残留液量情况,防止胃排空障碍增加反流危险以及营养液蓄积凝固结块。对于细小的空肠营养管营养液的输入建议用输注泵泵入以保证输入速度和减少管道堵塞。同时注意输注液的黏稠度不宜过大,且每间隔 4 h 应进行 1 次温水冲管。营养液泵输注完毕后如有间隔时间,以持续滴注液体为宜,不然在冲管间隔可能会有肠内营养物逆流入管内而引起导管堵塞。非产品化自制营养液(包括药物),应充分搅碎过滤,杜绝小块状物注入。经手术置管者在维护管道通畅的同时应注意腹壁造口的清洁和护理。肠内营养的各种管路均应定时冲洗,保证通畅。间断泵注的方式优于持续泵注,提示实施肠内营养时应避免 24 h 持续泵注。

3. 堵管处理　发生堵管后可用注射器抽取生理盐水或者碳酸氢钠溶液加压冲洗[9],5 ml 注射器较 20 ml 注射器冲洗效果好。5 ml 注射器具有流速小、压强大的特点,既可避免因冲洗流速大导致管壁沉积物大量脱落而进一步堵塞管内有效腔,又能产生较大的压强,从而提高冲管成功率。在发生堵管时应用 5 ml 注射器抽取温开水反复脉冲式冲管,管内沉积物反流至注射器时将冲洗液弃去,重新抽取温开水进行冲洗直至管道通畅。

4. 皮肤护理　对于经由人体自然腔道插入的鼻胃管、鼻空肠管、经胃双腔(三腔)喂养管等,外固定应以对鼻腔压迫力量最小为原则,以减轻对鼻腔黏膜的压迫,每天需用棉签清洁鼻腔、向鼻腔内滴注润滑剂、旋转导管,甚至将导管稍推进后回拉等。以防导管压迫造成鼻黏膜局部损伤和对上消化道黏膜的压迫损伤[8]。

三、推荐意见

1. 鼻胃管适用于接受肠内营养时间少于 2～3 周的患者,管饲时头部抬高 30°～45°,可以减少吸入性肺炎的发生。[11](B 级)

2. 接受腹部手术且术后需要较长时间行肠内营养的患者,建议术中放置空肠造口管。[11](B 级)

3. 当施行近端胃肠道的吻合后,建议通过放置在吻合口远端的空肠营养管进行肠内营养。[11](A 级)

4. 非腹部手术患者,若需要接受超过 4 周的肠内营养,推荐 PEG 作为管饲途径。[11](B 级)

5. 每次输注营养液前后均应使用温开水 20～50 ml 脉冲式冲洗管道。[9](C 级)

6. 发生堵管后可用 5 ml 注射器抽取生理盐水或者碳酸氢钠溶液加压冲洗。[10](C 级)

参考文献

[1] 陈强谱.临床肠内营养[M].北京:人民卫生出版社,1998:180-190.

[2] 陈强谱,欧琨.肠内营养的管饲技术[J].世界华人消化杂志,2000,8(12):1391-1393.

[3] 郑春辉,周希环,陈强谱.肠内营养置管途径及选择[J].中华临床医师杂志,2012,6(1):13-16.

［4］Roberts J R，Halstead J. Passage of a nasogastric tube in an intubated patient facilitated by a video laryngoscope［J］. The Journal of Emergency Medicine，2011，40（3）:330.

［5］Rajendram R，Popat M. Placement of a gastric tube using a flexible intubating fibrescope［J］. Anaesthesia，2012，67（5）:545－546.

［6］Kandil E，Alabbas H，Jacob C，et al. A simple and safe minimally invasive technique for laparoscopic gastrostomy［J］. JSLS，2010，14:62－65.

［7］Villalona G A，Mckee M A，Diefenbach. Modified laparoscopic gastrostomy technique reduces gastrostomy tract dehiscence［J］. Laparoendosc Adv Surg Tech A，2011，21（4）: 355－359.

［8］李初俊. 肠内营养支持途径的建立与维护［J］. 中华胃肠外科杂志，2012，15（5）:445－447.

［9］李莹，王玲.胃癌术后十二指肠残端瘘的护理［J］.中国误诊学杂志，2008，8（32）:7929－7930.

［10］刘素娥，李梅，程梅容.食管癌术后患者十二指肠营养管堵管原因分析及护理［J］.护理学报，2010，17（3B）:66－67.

［11］韦军民，朱明炜，陶晔璇，等. 营养支持输注系统指南:肠内营养管饲途径［J］.中国临床营养杂志，2007，15（2）: 67－69.

第五章　肠内营养输注方式的选择及营养器具的使用

近年来,肠内营养在临床营养支持中所占的比例越来越高。目前普遍认为,只要患者胃肠道功能完整或具有部分胃肠道功能,就应该选择肠内营养。然而,如何合理安全地实施好肠内营养,保证营养支持顺利进行和更好地发挥支持效果,需要注意很多方面,输注方式的合理使用是确保支持能够顺利进行的一项重要工作。

一、背景

肠内营养输注方式可分为 3 种,即一次性输注、间断输注和连续输注。一次性输注是指用注射器将 $200 \sim 300$ ml 营养液一次性推注至人体消化道,一般每天推注 $6 \sim 8$ 次。间断输注是指将营养液置于输液瓶或输液袋中,经输液管与喂养管连接后,通过重力作用或营养泵将营养液滴入胃肠道内。每次滴注 $200 \sim 500$ ml 营养液,一般在 $30 \sim 60$ min 内输注完,每天约滴注 $4 \sim 6$ 次[1]。连续输注是通过重力作用或营养泵将营养液持续输注至胃肠道的方式,最长可持续达 24 h。采用何种方式取决于患者病情、配方饮食的性质、喂养管的类型与大小、管端的位置及营养的需要量等。

Mentec 等研究显示[2]约有 46% 的患者在 EN 过程中会出现不耐受。EN 不耐受不仅会降低患者的舒适度,延长营养达标时间,而且改用或仅依赖 PN 进行营养支持会增加患者感染的风险[2-3]。选择正确营养输注方式、合理使用营养泵等营养器具、合理选择肠内营养制剂和加热器、控制血糖等对于减少不耐受的发生有较好的效果。

肠内营养泵是一种可以精确控制肠内营养输注速度的装置,相较于普通的经重力进行肠内营养的输注方法可以减少并发症,其优势显而易见。

以往的肠内营养多以管饲或经造瘘进行,通常以重力为动力或采用注射推注,这样输注的速度不能保证匀速,患者体位的改变或输注管的扭曲随时都可能改变输注速度,从而影响肠内营养的输注质量。

采用肠内营养泵,能提供适当的压力以克服阻力,保证输注速度,从而减少患者的腹胀、腹泻等症状,大大提高输注的质量,促进营养的吸收,减少肠内营养的胃肠道不良反应,改善肠道的功能,提高患者对营养液的耐受性,同时也有利于血糖的控制。

二、证据

美国肠内肠外营养学会(ASPEN)和欧洲肠内肠外营养学会(ESPEN)均在其指南中推荐对于长期(2~3周或更长)接受肠内营养患者使用肠内营养输注泵[4-5]。

Shang E 等进行的前瞻随机交叉研究表明,对卧床患者进行长期肠内营养支持,使用输液泵辅助经皮内镜下胃造口术(PEG)肠内喂养较采用重力滴注肠内喂养相比显著改善了安全性,包括降低腹泻、呕吐、反流、吸入性肺炎发生率,更有效地控制了血糖[6-7]。

对 73 例脑挫伤患者的随机对照研究显示,采用输注泵匀速肠内喂养较注射器推注相较显著增加了肠内营养耐受量($P<0.05$),减少胃肠道不良反应发生率($P<0.01$),并使血糖保持平衡($P<0.05$)[8]。

对 100 例危重患者的病例报告研究表明,营养输注泵恒温下持续喂养与传统注射器分次推入相比显著降低腹泻、低血糖、吸入性肺炎、恶心、呕吐、胃管堵塞的发生率[9]。

对 60 例老年脑卒中患者的随机对照研究显示,采用输注泵进行肠内营养较传统的注射器推注相比,显著降低反流、误吸、腹泻、吸入性肺炎的发生率($P<0.05$)[10]。

对 58 例脑卒中患者使用输液泵鼻饲效果观察的对照研究显示,较注射器分次灌注,使用输注泵可显著降低呕吐、腹泻的发生率[11]。

对重型颅脑损伤患者肠内营养输注方式的对照研究显示,肠内营养泵输注法与间歇性重力滴注法及一次性注射器推注法相比较,可减少腹痛、腹胀、腹泻等胃肠道不良反应发生[12]。

英国成人管饲指南指出,吸收功能不全的危重症患者持续泵饲可以减少胃肠道不适并提高营养支持水平,但应尽早转为间歇输注[13]。因此,危重症患者胃肠道功能恢复到一定程度后应尽快由持续鼻饲转为间歇鼻饲[14]。

对 80 例接受鼻饲的成年患者肠内营养输注方式研究表明,APACHEⅢ评分≥60 分的患者,病情危重,胃肠道功能相对易受影响,不易耐受过快的鼻饲速度,而间歇鼻饲引起的腹泻、胃潴留发生率高于持续鼻饲,因此宜采用持续鼻饲输注方式。APACHEⅢ评分<60 分的患者,胃肠道功能对于间歇鼻饲和持续鼻饲的耐受性无显著差异,但间歇鼻饲更有利于胃液 pH 值的下降和保证胃肠道休息,因此宜采用更符合生理状态的间歇鼻饲输注方式[15]。

龙国利等[16]对 118 例 PEG 患者术后肠内营养输注方式的随机对照研究

表明:通过输液器或营养泵每隔 6～8 h 暂停 2～3 h 的改良间歇性连续泵入法与持续 24 h 输注法相比,误吸/反流、胃潴留、腹泻、吸入性肺炎等并发症发生率明显降低,有统计学差异。

李萍等[17] 将 180 例接受鼻饲治疗的 ICU 危重症患者随机分为持续 24 h 组、持续 16 h 组和间断 24 h 组各 60 例,均采用营养液瑞素进行鼻饲。持续 24 h 组持续泵入 24 h;持续 16 h 组持续泵入 16 h,余下 8 小时休息;间断 24 h 组将 24 h 分为 8 个时间单元,每个时间单元 3 h,其中 2 h 持续泵入,1 h 停止泵注。比较三组胃潴留发生率,差异有统计学意义(均 $P<0.05$),营养液间断 24 h 泵注方法可降低危重症患者胃潴留发生率。

国内研究[18-19] 认为,营养液应在输注泵控制下持续输注 16～18 h 效果最佳;使用营养泵的患者应 16～24 h 匀速输完全天营养总量效果最佳。

53 例机械通气患者肠内营养不同管饲方式的随机对照研究报道[20],对接受机械通气患者进行肠内营养支持时,采用注射器间歇管饲在减少胃肠道不良反应方面明显优于持续管饲($P<0.001$)。王蕊等[21]研究指出:机械通气患者进行肠内营养时,采用注射器间歇灌注较输液器持续滴注和注射泵持续输注不良反应发生率低。

三、推荐意见

1. 对接受 2～3 周及以上肠内营养支持或长期(6 个月或更长)采用 PEG 进行肠内营养的患者,推荐使用输注泵辅助的肠内营养喂养。(A 级)

2. 经胃喂养可采用间断输注的方式,经幽门后喂养需连续输注。(A 级)

3. 危重症患者及重大手术后患者在刚开始接受肠内营养时,推荐使用肠内营养泵持续输注;在肠道适应期,推荐选用间歇重力滴注或推注法。(C 级)

4. 对血糖波动较大的患者(高渗非酮症性昏迷或低血糖反应及其他严重的代谢性并发症),推荐使用肠内营养输注泵。(A 级)

5. 下列情况均推荐使用肠内营养输注泵:肠内营养液黏性较高时(如高能量密度的肠内营养液);进行直接的十二指肠或空肠喂养时;当喂养强调以准确时间为基础(在限定的准确时间内完成输注)时;为避免在短时间内输注大剂量、高渗透压的营养液时;老年卧床患者进行肠内营养时;进行家庭肠内营养支持时。(D 级)

6. 对接受机械通气的患者进行肠内营养支持时,推荐采用注射器间歇管饲。(B 级)

7. 需输注泵控制下持续输注进行肠内营养者,推荐每天输注 16～18 h。(D 级)

参考文献

［1］蒋朱明,于康,蔡威.临床肠外与肠内营养［M］.2 版.北京:科学技术文献出版社,2010:317.

［2］Mentec H,Dupont H,Bocchctti M,et al. Upper digestive intolerance during enteral nutrition in critically ill patients:frequency,risk factors,and complications［J］. Crit Care Med,2001,29(10):1955－1961.

［3］Heyland D K,MacDonald S,Kecfe L,et al. Total parenteral nutrition in the critically ill patient:a meta-analysis［J］. JAMA,1998,280:2013(23):2019.

［4］ASPEN Board of Directors and the Clinical Guidelines Task Force. Guidelines for the use of parenteral and enteral nutrition in adult and pediatric patients［J］.JPEN,2002,26(1):1-138.

［5］Loser C,Asch I G,Hebuterne X,et al.ESPEN guidelines on artificial enteral nutrition percutaneous endoscopic gastrostomy (PEG) ［J］.Clinnutr,2005,24(5):848－861.

［6］Shang E,Griger N,Sturm J W,et al.Pump-assisted versus nteral nutrition can prevent aspiration in bedridden percutaneous endoscopic gastrostomy patients［J］. JPEN,2004,28:180－183.

［7］Shang E,Griger N,Sturm J W,et al. Pump-assisted versus gravity-controlled enteral nutrition in long-term percutaneous endoscopic gastrostomy patients:aprospective controlled trial［J］. JPEN,2003,27(3):216－219.

［8］严莹,刘汉,伊海滨.输液泵滴注肠内营养液在重度脑挫患者中的应用［J］.护理学杂志,2004,19(16):70－71.

［9］吕霞.输液泵恒温下持续喂养对减少危重患者肠内营养并发症的探讨［J］.现代护理,2005,11(24):2106－2107.

［10］丁俭,宋七仙.喂饲泵应用的临床观察及护理［J］.上海护理,2002,2(1):6－7.

［11］胡晓芬,吴新凤,陈军莉.脑卒中患者应用输液泵鼻饲的效果观察［J］.护理进修杂志,2009,24(22):2102－2103.

［12］王静.重型颅脑损伤患者肠内营养输注力式对比观察［J］.实用医院临床杂志,2006,3(2):98.

［13］潘夏蓁,林碎钗,邵利香,等.鼻胃管肠内营养应用于重症患者的研究进展［J］.中华护理杂志,2007,42(3):268－271.

［14］Stroud M,Duncan H,Nightingale J. Guidelines for enteral feeding in adult hospital patients［J］.Gut,2003,52(12):1－12.

［15］潘夏蓁,方希敏,林碎钗,等.PACHEⅢ评分应用于危重症患者肠内营养方式的选择［J］.解放军护理杂志,2011,28(7B):13－14.

［16］龙国利,熊国英,李秀华,等. PEG患者术后肠内营养输注方式的循证护理［J］.护理研究,2016,9(30):3154－3155.

［17］李萍,王芳,王海燕.不同鼻饲方式预防危重症患者胃肠道并发症［J］.研究护理学杂志,2010,25(15):5－7.

［18］叶柳莺,虞彩琴.机械通气患者经鼻肠管肠内营养支持的护理［J］.现代中西医结合杂志,2006,15(22):3126－3127.

［19］方秀花.ICU患者肠内营养相关性腹泻的原因分析及护理对策［J］.护理实践与研究,2007,4(3):42－43.

［20］杨小敏.机械通气患者肠内营养不同管饲方式的比较［J］.护理进修杂志,2005,20(8):688－689.

［21］王蕊,春梅,赵艳芳.机械通气患者肠内营养3种鼻饲方式的比较［J］.护理研究,2007,21(1A):57－58.

第六章　肠内营养耐受性的护理评估

　　喂养不耐受是肠内营养过程中最常见的问题之一，通常发生在肠内营养使用的开始阶段。不同患者由于对肠内营养的耐受性不同，可表现为腹胀、腹泻、恶心、呕吐、胃液反流及误吸等症状。如果不进行有效干预会导致严重的并发症，阻碍危重症患者早期肠内营养实施或中断肠内营养治疗。

　　正确的护理评估能积极预防和治疗肠内营养不耐受，从而避免或减少肠内营养不耐受所带来的危害，帮助肠内营养支持治疗顺利开展，达到增强机体抵抗力，促进组织修复，提高患者治愈率的目的。

一、背景

　　喂养不耐受综合征(feeding intolerance syndrome，FI)的概念在 2012 年由欧洲危重病医学协会(European Society of Intensive Care Medicine，SICM)腹部问题协作组明确提出，指任何临床原因(呕吐、腹部感染、大量胃潴留等)引起的肠内营养不能耐受的情况，或经过 72 h 的肠内营养尝试，每日 20 kcal/kg(BW)的能量供给目标不能由肠内营养途径实现，或因任何临床原因需停止肠内营养[1]。喂养不耐受是肠内营养过程中最常见的问题之一，是胃肠道并发症发生与否的前提和根本原因。不同患者由于对肠内营养的耐受性不同，可出现各种胃肠道并发症，如腹胀、腹泻、恶心、呕吐等，胃液反流及误吸也多有报道。喂养不耐受发生在肠内营养使用的开始阶段，如果任其发展而不进行有效干预则会导致更严重的并发症。据调查，内科患者早期能耐受全肠道营养者不到 50%[2]。ICU 危重患者多存在呼吸、循环、内环境不稳定和胃肠道功能紊乱，早期实施 EN 存在不同程度的困难，有报道显示超过 60% 的重症监护病房(intensive care unit，ICU)患者遭受胃肠道的不耐受或胃肠动力紊乱，迫使肠内营养暂时中断[3]。耐受性差是危重症患者早期肠内营养(early enteral nutrition，EEN)顺利实施的阻碍。重症患者若不能及时得到足够的热量，可能出现因能量负平衡而导致的成人呼吸窘迫综合征、压疮、脓毒血症、肾衰竭等并发症，造成营养摄取不足，机械通气时间、入住 ICU 时间和病死率增加，最终影响患者预后。

2016 年美国重症营养学会（Society of Critical Care Medicine/American Society for Parenteral and Enteral Nutrition，SCCM/ASPEN）建议每天对肠内营养的耐受性进行评估。因此，在重症患者救治中，护理人员应加强对肠内营养的监测，找出肠内营养耐受性的客观评价指标，积极预防和治疗肠内营养不耐受，从而避免或减少肠内营养不耐受所带来的危害，提高危重症患者救治成功率，改善患者结局，缩短住院时间，节省医疗费用。

二、证据

吕姿之[4]将肠内营养耐受性简单分为"能耐受"和"不耐受"。① 能耐受：应用肠内营养后未出现不适或应用肠内营养后出现腹胀、腹泻和反流，但经治疗后缓解；② 不耐受：接受肠内营养治疗后出现呕吐、腹胀、腹泻，给予相应治疗，并在暂停 12 h 后重新给予剂量减半的肠内营养治疗，如症状无好转或出现消化道出血被视为肠内营养不耐受。王远志等[5]据此将患者的耐受性分为 4 个等级。Ⅰ级：无特殊不适，耐受良好；Ⅱ级：轻度不适，但能耐受；Ⅲ级：重度不适，勉强耐受；Ⅳ级：严重不适，不能耐受。应利君等[6]以呕吐、腹泻、腹胀作为肠道不耐受的观察指标，3 天内出现其中任何一项症状即判定为肠道不耐受，否则认定为肠内营养成功。蒋洋洋等[7]纳入 83 名 ICU 肠内营养患者，根据喂养不耐受临床症状评价表（见本章附表 1）进行危重患者耐受性影响因素研究。研究中根据肠内营养使用过程中出现的情况将耐受性分为：① 没有任何不耐受的症状出现，耐受性良好。② 出现呕吐、腹胀、腹痛、腹泻或胃残余量（gastric residual volume，GRV）＞1200 ml/12 h 则为不耐受。其中，经过改变速度或配方等仍能坚持肠内营养者，耐受性中等；经过相关处理症状仍严重，停止肠内营养者，耐受性差。刘智明等[8]对 163 名 ICU 重症患者根据治疗方法比较整蛋白纤维型和短肽型营养制剂对不同疾病患者耐受情况的影响，设计肠内营养耐受评分表（见本章附表 2）。内容包括：① 不耐受，患者不能接受慢速、低浓度、少量的 EN 剂，表现为 EN 后发生腹胀、腹痛、严重腹泻等；② 部分耐受，能接受慢速、低浓度、少量的 EN 剂，无腹胀、腹痛、严重腹泻等；③ 耐受良好，每 24 h 能通过 EN 提供 1 500 kcal 以上的热量，而患者无腹胀、腹痛、严重腹泻等。叶向红等[9]在对 1 例十二指肠瘘患者进行早期肠内营养过程中，采用自行设计工具每 6 h 进行肠内营养耐受性评估与管理，并提出规范的治疗和护理对策，帮助顺利实施肠内营养治疗（见本章附表 3）。叶向红等[10]另一项研究中纳入 239 名行床边持续性血液净化（continuous blood purification，CBP）的外科脓毒症患者，观察组 121 名患者联合 EEN 同时采取耐受性管理措施，结果耐受性比对照组（常规 EN）有显著提高，腹胀、呕吐、误吸、胃潴留等症状明显减少。

国外,Reintam 等[11]提出喂养不耐受的五种判断标准,应用频率由高到低依次为:EN 过程中发生呕吐、反流或连续滴注 6 h 后回抽 GRV>250 ml;因频繁呕吐、高胃残余量、肠梗阻、严重腹泻、腹痛或腹胀导致 EN 暂停;GRV 连续 2 次监测值处于 150～500 ml、一次>500 ml 或发生呕吐;幽门后 EN 患者 GRV> 300 ml/d;回抽 GRV>250 ml /6 h。Davies 等[12]将喂养不耐受定义为患者出现下列情况之一:① 肠内营养在 48 h 内停止 4 次,原因为以下 4 种并发症中的一种(除放射检查或手术外):呕吐;自上 1 次抽吸后,GRV>给予量,或>250 ml;在气管插管和气管切开处能抽吸出明显的营养液或是胃内容物;当营养液中添加染料时,可经鼻肠管抽吸出染料。② 48 h 内 GRV>2 000 ml。也有报道将经胃喂养不耐受定义为在喂养过程中发生呕吐或反流或在开始喂养 6 h 后 GRV>250 ml,且速度≥40 ml/h[13-14]。Mc Clave 等[15]指出喂养不耐受很难界定,而计算的参数,如 X 线、体检、胃残余量没有一个能成为绝对的金标准。

2012 年欧洲危重病医学协会指南针对喂养不耐受综合征严重程度给出了急性胃肠损伤(acute gastrointestinal injury,AGI)分级和处理(见本章附表4)[16]:急性胃肠损伤 Ⅰ 级(存在胃肠道功能障碍和衰竭的危险因素)是一个自限性的阶段,但进展为胃肠道功能障碍或衰竭风险较大;急性胃肠损伤 Ⅱ 级(胃肠功能障碍)需要干预措施来重建胃肠道功能;急性胃肠损伤 Ⅲ 级(胃肠功能衰竭)指胃肠道功能经干预处理后不能恢复;急性胃肠损伤 Ⅳ 级(胃肠功能衰竭伴有远隔器官功能障碍)指胃肠道功能衰竭,并威胁生命。

Nguyen 等[17]研究发现除了烧伤和颅脑损伤的患者,脓毒症和多发伤患者依然是胃排空延迟的高风险群体。相反,心肌损伤、非胃肠道术后和呼吸衰竭的患者,发生胃排空延迟的概率最小。这些损伤常常促发神经体液调节的改变而导致胃蠕动障碍。热损伤已被证实使胃底放松、降低胃窦运动。原因是交感神经和阿片类受体兴奋性增加以及全身炎性细胞因子释放,使胃排空减慢[18]。颅脑损伤患者颅内压升高是胃动力降低和排空障碍的主要原因。动物实验证明,脓毒症时炎性介质和细胞因子的释放,将削弱胃和小肠蠕动,这可能是败血症潜在影响肠道功能的主要机制[19]。Ritz 等[20]研究表示,创伤影响胃肠功能的机制可能与损伤阶段炎性介质和细胞因子的释放等抑制作用有关。这些患者使用的镇痛药物也促进了胃排空障碍。

李为明等[21]对 63 例腹部术后患者经空肠造口管行 EEN 支持,观察其耐受性,并用 Logistic 多因素回归分析,探讨影响患者对 EEN 耐受性的相关因素。其中 45 例(71.4%)能耐受 EEN 支持,18 例(28.6%)不能耐受 EEN 支持。多因素 Logistic 回归分析显示:APACHE Ⅱ 评分等是影响患者术后 EEN 耐受性的因素($P<0.05$)。疾病的严重程度是影响术后患者肠内营养耐

受性的因素。疾病越严重，肠道并发症发生率越高，肠内营养耐受性越差。Nam 等[17]提出，格拉斯哥评分法（Glasgow coma scale，GCS）分值越低，应激反应和中枢受损越严重，耐受 EN 所需时间越长，而 GCS≤8 是影响患者发生喂养不耐受的危险因素。蒋洋洋[22]指出急性生理与慢性健康状况评分表（APACHE Ⅱ）评分≥20 为喂养不耐受的独立危险因素，评分越高，患者的应激反应越强，胃肠损伤越严重，耐受性越差。李磊[23]回顾性分析 354 例重型颅脑外伤并行早期肠内营养患者的临床资料，对 GCS 评分、APACHE Ⅱ 评分等危险因素进行单因素分析，并进行 Logistic 回归分析。结果显示 152 例患者发生肠内营养不耐受（42.94%），单因素分析显示 GCS 评分、APACHE Ⅱ 评分等与肠内营养不耐受的发生相关。多因素 Logistic 回归分析显示 APACHE Ⅱ 评分越高、越容易发生肠内营养不耐受。一项研究中，67 例普外科重症监护病房的腹腔感染行肠内营养患者中，42 例（占 62.7%）能耐受肠内营养支持，25 例（占 37.3%）不能耐受肠内营养支持，经相应处理后有 10 例患者转为耐受肠内营养[24]。多因素 Logistic 回归分析显示：APACHE Ⅱ＞20 分或序贯器官衰竭估计评分（sequential organ failure assessment，SOFA）＞10 分患者的肠内营养不耐受发生率要明显高于 APACHE Ⅱ 评分≤20 分和 SOFA 评分≤10 分的患者。

侯钦猛[25]以序贯、渐进的方法对 54 例胃癌术后患者实施肠内营养，对患者 EN 耐受性进行单因素和多因素 Logistic 回归分析，49 例（90.74%）患者能耐受 EN。研究显示肿瘤分期、手术方式是影响 EN 耐受性的因素。

安淑君等[26]对 166 例行肠内营养的危重患者 EN 期间喂养不耐受危险因素的研究中发现随着年龄增长，空肠黏膜会逐渐萎缩，降低肠胃功能，同样也会引起肠内营养耐受性降低。揭志刚[27]选择 30 例行根治性全胃切除的胃癌患者进行分析。65 岁以上的 16 例为高龄组，14 例 40 岁以下者为低龄组。高龄组患者术后早期 EN 时腹胀、腹泻发生比例明显高于低龄组（P＜0.01），且高龄组 EN 治疗发生腹胀腹泻患者与低龄组比较，其空肠绒毛短而宽，空肠黏膜薄（P＜0.05）；电镜显示低龄组患者空肠上皮细胞微绒毛排列整齐、致密，长短一致，而高龄组微绒毛排列不整齐、稀疏，长短不一；低龄组空肠上皮细胞线粒体结构正常，高龄组线粒体肿胀、嵴断裂、溶解甚至出现空泡化的结构改变。研究显示高龄患者空肠黏膜呈萎缩性改变可导致术后 EN 胃肠道并发症发生比例增加，致 EN 耐受性差；EN 腹胀腹泻的发生可能与空肠黏膜萎缩及细胞线粒体肿胀、嵴断裂、溶解等改变有关。

Cheng 等[28]应用兔模型证实，腹内压（intra-abdominal pressure，IAP）＞25 cm H_2O（约 18.38 mmHg）持续超过 6 h，80% 的兔胃肠道器官结构和功能均会受到损害。黄庆萍等[29]选取多发伤患者 80 例，按照创伤评分选出为严重多发伤患者(观察组)和轻度多发伤患者(对照组)。两组均进行腹内压监测,观察组根据监测的腹内压来调节肠内营养,对照组按照常规观察指导肠内营养。对照组 IAP 测量值、病死率、发生脏器功能障碍率、肠内营养并发症发生率均明显高于观察组,差异均有统计学意义($P<0.05$)。观察组出现不同程度的腹胀时,患者的腹围较前出现明显变化;腹胀程度越严重,腹围变化越大;而患者腹胀、腹泻出现前后的腹内压差值及平均值也出现明显变化,差异有统计学意义($P<0.05$)。研究显示腹内压监测对严重多发伤患者早期空肠营养并发症的观察有临床指导意义,可以有效降低肠内营养并发症为危重患者带来的严重后果。葛世伟等[24]对 67 例普外科重症监护病房的腹腔感染患者进行经鼻空肠管行肠内营养的耐受性及其相关因素分析,得出结论:腹内压>15 mmHg 患者的肠内营养不耐受发生率明显要高于腹内压≤15 mmHg 患者的肠内营养不耐受发生率,有统计学意义(均 $P<0.05$)。另有研究[31]结果显示,腹高压和肠内营养耐受性之间存在相关性,APACHE Ⅱ 评分 13~14 分,腹内压 14 mmHg 患者存在肠内营养不耐受的高风险;腹内压 11 mmHg 以下的患者则往往能够耐受。多元回归分析显示,腹内压基线值和 APACHE Ⅱ 评分具有高度敏感性和特异性,能够最终预测肠内营养耐受性,并建立准确的预测模型,使肠内营养耐受性的预测准确率达到 80.3%。

Kozar 等[32]研究表明:严重创伤和休克患者体循环灌流恢复后,胃肠道仍处于低灌注状态,肠道血流恢复正常至少要 72 h。夏斌等[33]动物模型实验研究显示:肠缺血再灌注时,肠持续性低灌注和肠黏膜的持续性损害造成肠蠕动和吸收功能障碍,呕吐和腹泻等肠道症状明显增多。李为明等[21]研究术中出血量、术中输血量与肠内营养耐受性的关系发现,耐受组患者术中失血量的中位数为 200 ml,而不耐受组为 450 ml;耐受组患者输血量的中位数为 0 ml,而不耐受组为 150 ml。

Nguyen[34]研究发现,血糖>10.0 mmol/L 的患者更易发生喂养不耐受。血糖浓度超过 1 800 mg/L 或长时间持续高血糖时,重症患者肠内营养不耐受情况增加。Camilleri 等[35]提出,血糖> 11.1 mmol／L 可能会加重胃轻瘫的症状,延缓胃排空。Nguyen 等[36]的研究对象为肠内营养耐受和不耐受的两组患者,研究结果发现肠内营养不耐受的患者在开始肠内营养之前和过程中的血糖峰值都较高,两组血糖平均值在入院时、肠内营养前 4 d 和肠内营养的前 24 h 差异无统计学意义;不耐受组在肠内营养前 24 h 和过程中血糖的变化更大;在肠内营养过程中血糖>10 mmol/L 的患者更容易出现不耐受。

李为明等[21]研究发现术后血清白蛋白水平是影响患者术后早期肠内营养耐受性的因素。营养不良及低蛋白血症可改变小肠黏膜结构,使小肠黏膜肿胀、绒毛萎缩伴腺管增生,刷状缘肽酶活性降低,导致肠道的吸收和蠕动功能受伤,肠内营养不耐受。

　　蒋洋洋[22]指出危重症患者使用的很多药物都会潜在的影响胃肠蠕动功能,特别是镇静药、止痛药和儿茶酚胺等。Hammas[37]指出阿片类药物可通过作用于阿片类受体使胃张力减低、胃窦收缩、十二指肠逆行活动等,破坏上消化道动力,减慢胃排空。Inada[38]指出临床上经常将咪达唑仑、苯二氮䓬类药物和阿片类药物联合使用,也会降低胃排空和延长胃肠转运的时间。Atkinson[39]等学者发现麻醉药物可使神经肌肉的兴奋性降低,导致胃肠道平滑肌松弛,肠蠕动减弱或消失。Hervé 等[40]研究发现,ICU 患者接受 EN 时,GRV 过高尤其容易发生在应用儿茶酚胺类药物的患者中。王辉等[41]对 270例 ICU 患者临床资料进行回顾性分析,按是否发生腹泻分为腹泻组与无腹泻组。观察腹泻发生率,分析腹泻原因,比较两组患者间的差异时发现,270 例患者中发生腹泻 45 例,发生率为 16.67%,肠内营养腹泻 17 例,抗生素相关性腹泻 13 例。研究证实广谱抗生素是导致腹泻的重要因素之一。抗生素相关腹泻在管饲患者中发生率更高,可能与改变了肠道菌群,使病原菌生长过度有关抗生素还能通过减少结肠细菌对不溶性糖类和纤维的反应,降低短链脂肪酸的生成导致腹泻[42]。使用 H_2 受体阻断剂、质子泵抑制剂、抗心律失常药、抗高血压药和非固醇类抗炎药等药物也会导致腹泻。曹伟新[43]提出机体摄入高渗透药物会对肠内营养耐受情况产生影响。

　　魏娜等[44]指出高胃内残留量是上段消化不耐受的一个早期标志。一项有关肠内营养治疗时胃残余量(gastric residual volume,GRV)标准的多中心研究[45]结果显示,GRV 200 ml 组较对照组 GRV500 ml 组的胃肠道不耐受发生率无明显增加,且 3 天后的 EN 量明显高于对照组。Atkinson 等在回顾分析大量文献后发现,活动抑制因子如麻醉剂等是引起腹胀的原因之一。Nam研究发现,烧伤、颅脑损伤、脓毒症和多发伤患者是胃排空延迟的高风险群体。相反,心肌损伤、非胃肠道术后和呼吸衰竭的患者发生胃排空延迟的概率最小。

　　2016 年美国《成人重症患者营养支持疗法提供与评定指南(SCCM/ASPEN)》建议,对于多数外科重症监护病房(SICU)和内科重症监护病房(MICU)患者,尽管启用 EN 时需要对胃肠道蠕动情况进行评估,但此前并不需要有肠道蠕动的体征(包括肠鸣音、排气等)。虽然肠鸣音对于正常肠功能的判断未必可靠,但有研究表示,监测肠鸣音仍可以作为肠内营养耐受性评估的指征之一[46-48]。鼻胃管每天的反流量>1 200 ml 或连续的胃残留量>400 ml 提示胃收缩性减弱,缺乏肠鸣音、腹胀、腹部平片存在气液平面可进一步证明小肠收缩力的损伤[49]。

　　蒋洋洋[22]指出许多危重症患者接受通气治疗时,常常造成胃肠蠕动减慢,导致胃排空不良和耐受性下降。杨铁城[50]指出,正压通气尤其是高水平的呼气末正压通气(PEEP)会造成心输出量降低和周围器官低灌注,胃肠缺血后易引发黏膜受损或胃肠动力减慢。Yoshikawa 等[51]提出,高水平 PEEP 可诱发肺内炎性因子的释放和全身性炎症反应,这可能是机械通气导致胃肠道并发症的重要原因。此外,Rafiei 等[52]还提出,机械通气可引起患者 IAP 升高,从而导致胃肠功能障碍。不同通气模式影响程度亦不同,由强到弱依次为同步间歇指令通气(SIMV)模式、双水平气道正压通气(BIPAP)模式和持续气道正压通气(CPAP)模式。

蒋洋洋等[53]前瞻性地观察83例经鼻胃管行肠内营养的ICU患者的耐受性,并对影响耐受性的因素进行 Logistic 回归分析。结果83例患者中有36例(占43.4%)能耐受肠内营养支持,47例(占56.6%)出现不耐受的现象,经相应处理后有27例患者能耐受肠内营养。Logistic 多因素回归分析显示开始肠内营养的时间等是影响 ICU 患者肠内营养耐受性的因素。该研究指出超过72 h行 EN 的患者喂养不耐受的发生率会明显增高,提示应早期、合理的开展 EN 支持,以增加患者的耐受性。欧洲肠外肠内营养学会推荐,血流动力学稳定且具有肠道功能的患者可尽早(<24 h)给予适量的 EN,以及所有3 d 内不能经口饮食满足机体需求的患者均应接受 EN 治疗[54]。Doig 等[55]研究发现 EEN 不仅可降低感染率、减少住院时间,且还有恢复胃肠道蠕动、促进吸收等多种功能。

Dwolatzky[56]等研究证实,胃造口置管术(PEG)能明显改善患者的营养状态,减少反流和误吸,增加患者的耐受性。Acosta[57]认为,鼻肠管能增加肠内营养效率,可有效提高血清蛋白水平,减少并发症,增加患者的耐受性。郑晓倩[58]按住院日期单双号将63例重症患者分为鼻肠组33例(单)、鼻胃组30例(双),监测 EN 前后营养指标,观察患者胃肠道功能失调指标和并发症指标。结果两组患者置管14 d后,鼻肠组患者反流、肺部感染并发症的发生率明显低于鼻胃组($P<0.05$);鼻肠组胃肠功能失调的发生率为30.3%,鼻胃组胃肠功能失调的发生率为60.0%。两组比较差异有显著意义($P<0.05$);两组并发症发生率差异无显著意义($P>0.05$),但鼻肠组仍较鼻胃组低。研究显示鼻肠管营养支持比鼻胃管能更有效改善重症患者营养指标,减轻胃肠功能失调,减少并发症发生率,提高患者营养支持治疗的安全性与耐受性。唐景花[59]将104名脑卒中患者纳入研究发现留置鼻空肠管进行 EN 治疗的耐受性和疗效优于传统的鼻胃管。

王婷等[60]指出营养液的"三度"(即温度、速度和浓度)是影响肠内营养耐受性的重要因素。温度过低、输注速度过快、剂量过大可能造成胃内容物潴留、呕吐或腹泻的发生。刘晓蓉[61]选取脓毒症患者85例分析肠内营养耐受因素,指出营养液渗透浓度＞330 mmol/L,易导致患者出现腹泻等不耐受症状。王婷等[60]指出营养液开封后在常温下使用或保存应＜8 h,在 4 ℃环境中应小于 24 h,输液装置和营养液容器也应每 24 h 更换一次,防止因营养液被污染而引起的腹泻。

刘智明[8]对不同疾病患者采用整蛋白纤维型 EN 混悬液和短肽型 EN 混悬液 2 种营养剂治疗的研究发现,消化系统疾病和晚期肿瘤患者对短肽型 EN 混悬液的耐受性好于对整蛋白纤维型 EN 混悬液的耐受性;急性脑血管病、呼吸系统疾病、重症颅脑损伤和其他疾病患者经 2 种营养剂治疗后耐受性无明显差异。这主要是因为急性脑血管病、呼吸系统疾病、重症颅脑损伤和其他疾病患者的胃肠道功能尚好,故对含纤维素的整蛋白标准配方和短肽型的配方吸收能力和耐受性差别不大;而消化系统疾病和晚期肿瘤患者因胃肠道功能减弱,肠黏膜细胞代谢减退,吸收功能下降,故对短肽型配方耐受性相对较好。

三、推荐意见

1. 医护人员应每天对肠内营养的耐受性进行评估,避免不合理的暂停肠内营养。（A 级）

2. 建议将胃肠耐受性分为 3 个等级:没有任何不耐受的症状出现,耐受性良好。出现呕吐、腹胀、腹痛、腹泻或胃残余量（GRV）＞1 200 ml/12 h 则为不耐受。其中,经过改变速度或配方等仍能坚持肠内营养者,耐受性中等;经过相关处理症状仍严重,停止肠内营养者,耐受性差。（B 级）

3. 肠内营养耐受性护理评估中可将是否发生呕吐、腹泻、腹胀、腹痛、反流、胃残余量（GRV）＞1 200 ml/12 h 等作为不耐受观察指标。（B 级）

4. 开始肠内营养时间越晚,胃肠耐受性越差。重症患者在充分复苏和血流动力学稳定且胃肠道有功能时应尽早开始肠内营养,早期给予合理的肠内营养支持不仅可降低感染率,还有恢复胃肠道蠕动、促进吸收等多种功能。（A 级）

5. 若患者存在误吸的高风险,经小肠行肠内营养比经胃喂养的胃肠耐受性好。（A 级）

6. 连续的高胃残留量提示患者肠内营养胃肠耐受性差。（A 级）

7. 疾病的严重程度是影响腹腔感染患者肠内营养耐受性的重要因素。（B 级）

8. 腹内压和肠内营养耐受性之间存在相关性,腹内压低的患者胃肠耐受性较好。（B 级）

9. 术后血清白蛋白水平是影响患者术后肠内营养耐受性的因素。（B 级）

10. 疾病越严重,肠道并发发生率越高,肠内营养耐受性越差。（A 级）

11. 开始肠内营养之前和过程中患者的血糖峰值均较高提示存在肠内营养不耐受。（B级）

12. 危重症患者使用镇静药、止痛药和儿茶酚胺类药物会潜在地影响胃肠蠕动功能，造成喂养不耐受的高风险。（B级）

13. 肠持续性低灌注和肠黏膜的持续性损害，造成肠蠕动和吸收功能障碍，呕吐和腹泻等肠道症状明显增多，导致喂养不耐受结局。（B级）

14. 格拉斯哥评分（GCS）分值越低，应激反应和中枢受损越严重，耐受肠内营养所需时间越长；急性生理与慢性健康状况评分表（APACHE Ⅱ）评分越高，患者的应激反应越强，胃肠损伤越严重，耐受性越差；GCS≤8 或 APACHE Ⅱ 评分≥20 是影响患者发生喂养不耐受的危险因素。（B级）

15. 正压通气尤其是高水平的呼气末正压通气（PEEP）会造成心输出量降低和周围器官低灌注，胃肠缺血后易引发黏膜受损或胃肠动力减慢，增加喂养不耐受风险。（B级）

16. 营养液温度过低、输注速度过快、剂量过大可能造成胃内容物潴留、呕吐或腹泻，出现喂养不耐受。（A级）

17. 营养液渗透浓度>330 mmol/L 易导致患者出现腹泻等不耐受症状。（B级）

18. 消化系统疾病和晚期肿瘤患者对短肽型 EN 混悬液的耐受性好于整蛋白纤维型 EN 混悬液。（B级）

19. 营养液开封后在常温下使用或保存应<8 h，在 4 ℃环境中应<24 h，输液装置和营养液容器也应每 24 h 更换一次，防止因营养液被污染而引起腹泻导致喂养不耐受。（A级）

20. 肠鸣音对于正常肠功能的判断未必可靠，不作为监测胃肠耐受性的指标。（B级）

21. 年龄、APACHE-Ⅱ评分、开始肠内营养的时间、血清白蛋白水平、是否鼻饲药物等均是影响危重患者耐受性的因素。（B级）

参考文献

[1] Blaser A R，Malbrain M L N G，Starkopt J，et al. Gastrointestional function in intensive care patients：terminology，definitions and management. Recommendations of the ESICM Working Group on Abdominal Problems[J]. Intensive Care Med，2012，38：384-394.

[2] Binnekade J M，Tepaske R，Bruynzee L P，et al. Daily enteral feeding practice on the ICU：Attainment of goals and interfering factors[J]. Crit Care，2005，9(3)：218-225.

[3] Mentec H，Dupont H，Bocchetti M，et al. Upper digestive intolerance during

enteral nutrition in critically ill patients：frequency，risk factors，and complications［J］.
Crit Care Med，2001,29(10)：1955 – 1961.

　［4］吕姿之.健康教育与健康促进［M］.北京：北京医科大学出版社,1998：2 – 5.

　［5］王远志,丁岩冰,肖炜明,等.三腔喂养管在重症急性胰腺炎治疗中的应用评价［J］.
胃肠病学.2008,13(7)：437 – 439.

　［6］应利君,张燕.胃黏膜 pH 值检测对评价危重患者早期肠内营养耐受性的价值［J］.
中国基层医药,2010,17(8)：1113 – 1114.

　［7］蒋洋洋,许勤.危重患者肠内营养期间喂养不耐受护理干预研究［J］.肠外肠内营
养,2011,18(1)：46 – 49.

　［8］刘智明,曹金红,徐亮,等.不同疾病危重患者肠内营养的耐受性研究［J］.膳食与营
养,2013,16(1)：178 – 180.

　［9］叶向红,张君芳,刘炜,等.1 例十二指肠瘘患者早期肠内营养耐受性的评估及管理
［J］.临床实践,2016,51(9)：1148 – 1149.

　［10］叶向红,彭南海,江方正,等.脓毒症患者血液净化联合早期肠内营养的耐受性
管理［J］.肠外与肠内营养,2016,23(1)：44 – 47.

　［11］Reintam B A,Starkopf J,Kirsimagi U,et al. Definition,prevalence,and outcome
of feeding intolerance in intensive care：a systematic review and meta-analysis［J］. Acta An-
aesthesiol Scand,2014,58(8)： 914 – 922.

　［12］Davies A R，Froomes P R，French C J，et al. French randomized comparison of
nasojejunal and nasogastric feeding in critically ill patients［J］. Critical Care Med，2002,30
(3)：586 – 590.

　［13］Nguyen N Q，Chapman M，Fraser R，et al. Eythromycin is more effective than
metoclopramide in the treatment of feed intolerance in critical illness［J］. Crit Care Med，
2007,35(2)：486 – 489.

　［14］Moore F A，Cocanour C S，McKinley B A，et al. Migrating motility complexes
persist after severe traumatic shock in patients who tolerate enteral nutrition［J］. Trauma，
2001,51(6)：1075 – 1082.

　［15］McClave S A，Lukan J K，Stefater J A，et al. Poor validity of residual volumesas a
marker for risk of aspiration in clitically ill patients［J］. Critical Med，2005,33(2)：324 – 330.

　［16］Blaser A R，Malbrain M L N G，Starkopf J，et al. Gastrointestinal function in
intensive care patients：terminology，definitions and management.Recommendations of the
ESICM Working Group on Abdominal Problems［J］. Intensive Care Med，2012，38(3)：
384 – 394.

　［17］Nguyen N，Ng M P，Chapman M，et al. The impact of admission diagnosis on
gastric emptying in critically ill patients［J］. Critical Care，2007，11(1)：16.

　［18］Villet S，Chiolero R L，Bollmann M D，et al. Negative impact of hypocaloric
feeding and energy balance on clinical outcome in ICU patients［J］.Clin Nutr,2005,24(4)：
502 – 509.

[19] Kao C H，Changlai S P，Chieng P U，et al. Gastric emptying in head injured patients[J]. Am J Gastro Enterol，1998，93(7)：1108 – 1112.

[20] Ritz M A，Fraser R，Edwards N，et al. Delayed gastric emptying in ventilated critically ill patients：measurement by ^{13}C-octanoic acid breath test[J]. Crit Care Med，2001,29(9)：1744 – 1749.

[21] 李为明,徐鹏远,岑云云.手术后经空肠造口管早期肠内营养患者的耐受性分析[J].肠外与肠内营养,2009,16(3)：90 – 92.

[22] 蒋洋洋.肠内营养患者喂养不耐受相关因素的研究进展[J].肠外肠内营养,2011. 18(1):46 – 49.

[23] 李磊,沈梅,芬凌芳,等.重型颅脑外伤患者早期肠内营养不耐受的多因素分析[J].护士进修杂志,2012,27(20):1832 – 1835.

[24] 葛世伟,何先弟,张爱琴,等.腹腔感染患者肠内营养耐受性分析及护理[J].解放军护理杂志,2014,31(17):30 – 33.

[25] 侯钦猛,丁connel安,牛冬光,等.胃癌术后肠内营养应用方法及耐受性分析[J].中华临床营养杂志,2014,22(2)：97 – 100.

[26] 安淑君,宋艳,刘哲.浅析危重患者肠内营养期间喂养不耐受护理干预[J].中国实用医药,2014,9(23):227 – 228.

[27] 揭志刚,廖信芳,谢小平,等.不同年龄胃癌患者空肠黏膜结构变化与术后早期肠内营养耐受性的关系[J].中华胃肠外科杂志，2008,11(6):558 – 560.

[28] Cheng J，Wei Z，Liu X，et al. The role of intestinal mucosa injury induced by intra-abdominal hypertension in the development of abdominal compartment syndrome and multiple organdys function syndrome[J]. Critical Care,2013,17(6):R283.

[29] 黄庆萍,肖端偶,夏晓,等.应用腹内压监测对严重多发伤患者早期空肠营养并发症的观察[J].中国医学创新,2014,11(13)：33 – 35.

[30] Bejarano N，Navarro S，Rebasa P，et al. Intra abdominal pressure as a prognostic factor for tolerance of enteral nutrition in critical patients[J]. J Parenter Enteral Nutr,2013,37(3):352 – 360.

[31] Sun J K，Lo W Q，Ke L，et al. Early enteral nutrition prevents intra abdominal hypertension and reduces the severity of severe acute pancreatitis compared with delayed enteral nutrition：a prospective pilot study [J]. World J Surg，2013，37(9)：2053 – 2060.

[32] Kozar R A，Hu S，Hassoun H T，et al. Specific intraluminal nutrients alter mucosal blood flow during gut is chemia/reperfusion[J].JPEN,2002,26(4):226 – 229.

[33] 夏斌,靳风烁,胡森,等.肠缺血-再灌流对早期肠内营养肠耐受性的影响[J].第三军医大学学报，2005，27(10)：1016 – 1019.

[34] Nguyen N.The relationship between blood glucose control and intolerance to enteral feeding during critical illness[J]. Intensive Care Med,2007,33(12)：2085 – 2092.

[35] Camilleri M，Parkman H P，Shaft M A，et al. Clinical guideline：management of gastro paresis[J]. Am J Gastroenterol,2013，108(1):18 – 37.

［36］Nguyen N，Ching K，Fraser R，et al. The relationship between blood glucose control and intolerance to enteral feeding during critical illness［J］. Intensive Care Med，2007,33(12)：2085－2092.

［37］Hammas B，Thorn S E，Wattwil M. Propofol and gastric effects of morphine［J］. Acta Anaesthesiol Scand，2001,45(8):1023－1027.

［38］Inada T，Asai T，Yamada M，et al. Propofol and midazolam inhibit gastric emptying and gastro in testinal transit in mice［J］. Anesth Analg，2004,99(4):1102－1106.

［39］Atkinson M，Worthley L I G. Nutrition in the critically ill patient：Part Ⅲ Enteral Nutrition［J］. Critical Care and Resuscitation，2003,5(3)：207－215.

［40］Hervé M，Hervé D，Maria B，et al. Upper digestive into lerance during enteral nutrition in critically ill patients：frequency，risk factors，and complications. Crit Care Med，2001，29(10):1955－1961.

［41］王辉,韩芳,屠越兴.患者发生腹泻的临床分析［J］.中华医院感染学杂志,2014,24(2)：372－379.

［42］蒋朱明,吴蔚然.肠内营养［M］.北京：人民卫生出版社,2002:109－112.

［43］曹伟新.外科护理学［M］.北京：人民卫生出版社,2002:85.

［44］魏娜,王春梅.肠内营养不耐受的危险因素研究［J］.护理研究,2008,22(9)：2358－2359.

［45］许媛.肠内营养在危重症患者中的合理应用［J］.外科理论与实践,2008,13(5)：405－407.

［46］Guenter P. Safe practices for enteral nutrition in critically ill patients［J］. Crit Care Nurs Clin North Am，2010，22(2):197－208.

［47］Bankhead R，Boullata J，Brantley S，et al. Enteral nutrition practice recommendations［J］. J Partenter Enteral Nutr，2009，33(2):122－167.

［48］Bourgault A M,Ipe L，Weaver J，et al. Development of evidence based guidelines and critical care nurses' knowledge of enteral feeding［J］. Crit Care Nurse，2007，27(4)：17.

［49］McClave S A，Martindale R G，Vanek V W，et al. Guidelines for the provision and assessment of nutrition support therapy in the adult critically ill patient：Society of Critical Care Medicine(SCCM) and American Society for Parenteral and Enteral Nutrition［J］. J Parenter Enteral Nutr，2009，3(3):227－316.

［50］杨铁城,于东明,张淑文.危重患者的胃肠动力障碍治疗进展［J］.中国急救复苏与灾害医学杂志,2010,5(8)：765－766.

［51］Yoshikawa S，King J A，Lausch R N，et al. Acute ventilator induced vascular permeability and cytokine responses in isolate and in situmouse lungs［J］. J Appl Physiol，2004,97(6)：2190－2199.

［52］Rafiei M R，Aghadavoudi O，Shekarchi B，et al.Can selection of mechanical ventilation mode prevent increased intra-abdominal pressure in patients admitted to the intensive care unit.Int J Prev Med,2013,4(5):552-556.

[53] 蒋洋洋,许勤,宋燕波.肠内营养耐受性分析及护理对策[J].中国实用护理杂志,2011,27(2):17-19.

[54] Kreymann KG,Berger MM,Deutz NEP,et al. ESPEN guidelines on enteral nutrition:intensive care[J]. Clinical Nutrition,2006,25(2):210-223.

[55] Doig G S,Heighes P T,Simpson F,et al. Early enteral nutrition reduces mortality in trauma patients requiring intensive care:a meta analysis of randomized controlled trials [J]. Injur,2011, 42(1):50-56.

[56] Dwolatzky T,Berezovski S,Friedmann R,et al. A prospective comparison of the use of nasogastric and percutaneous endoscopic gastrostomy tube s for long term enteral feeding in older people[J]. Clinical Nutrition,2001,20(6): 535-540.

[57] Acosta E J,Femandez V M,Grau C T,et al. Gastric versus transpyloric feeding in severe traumatic brain injury:a prospective,randomized trial[J]. Intensive Care Medicine,2010,36(9): 1532-1539.

[58] 郑晓倩,蔡圆圆,郑海燕.ICU危重患者不同营养方式耐受性、安全性及并发症发生率比较[J].护士进修杂志,2013,28(16):1479-1480.

[59] 唐景花.两种肠内营养途径对脑卒中吞咽障碍患者肠内营养的耐受性[J].河南大学学报,2016,35(1):57-59.

[60] 王婷,朱丽娜.严重创伤患者肠内营养喂养不耐受影响因素的研究进展[J].肠外与肠内营养,2016,23(1):59-62.

[61] 刘晓蓉,王凯,王一旻,等.影响脓毒症患者肠内营养耐受性因素的分析[J].肠外与肠内营养,2012,19(2):89-91.

附录:

附表1 喂养不耐受临床症状评价表

临床征象	严重程度	定义
呕吐	发生	1～4次/12 h
腹胀和或腹痛	轻	腹部平坦,稍有压痛
	中	腹部有膨隆,轻度压痛
	重	腹部膨隆明显,腹部有压痛
腹泻	轻	1～2
	中	3～4
	重	>4
高胃管抽吸量		>1 200 ml/12 h

附表 2　肠内营养耐受性评分表

评价内容	计分标准					
	0 分	1 分	2 分	3 分	5 分	9 分
腹痛	无痛	轻微疼痛	不适疼痛	窘迫疼痛	严重疼痛	剧烈疼痛
腹泻	正常	正常<4 次,量<500 ml	4～6 次,量 500～1 000 ml	>6 次,量>1 000 ml,水样便	—	腹泻伴血流动力学改变
恶心、呕吐	无	轻微恶心,无呕吐	恶心明显,无内容物吐出	—	严重呕吐	—
肠鸣音	正常	<4 次或>5 次	—	>10 次或肠鸣音消失	—	无肠鸣音且确定存在肠梗阻
腹内压(mmHg)	0～11	12～15	16～20	21～25	—	>25
误吸	无	—	—	—	—	气管内吸出胃内容物
血流动力学	—	—	—	—	—	血压<90 mmHg或乳酸水平>2 mmol/L

备注:① ≤4 分,继续治疗,可增加量;② 5～7 分,继续治疗,维持原速度;③ 8～12 分,继续治疗,减慢速度,2 h 后复评;④ ≥13 分,停止治疗,症状改善后复评;⑤ 任意两项相加≥9 分,立即停止治疗。

附表 3　胃肠不耐受的分级和管理

指标	严重度	定义	处理
呕吐	(发生)	>1 次/12 h	检查导管及胸部,检查鼻胃管功能
腹胀/腹内压	轻度 or IAP 12～15 mmHg	既往史和体格检查	保持 EN 输注速度 6 h 复查
	中度 or IAP 16～25 mmHg	既往史和体格检查	减少输注速度的 50% 腹部平片,排除肠梗阻 6 h 复查,排除腹胀≥24 h,视病情使用胃动力药
	重度 or IAP >25 mmHg	既往史和体格检查	停止 EN 输注,腹部平片,评估肠梗阻,考虑实验室检查和腹部 CT 平扫

指标	严重度	定义	处理
腹泻	Ⅰ度	大便次数＜4 次/d，量＜500 ml，轻度湿软	保持或减少输注速度
	Ⅱ度	大便次数 4～6 次/d，量 500～1000 ml，大便较湿且不成形	保持输注速度 6 h 复查
	Ⅲ度	大便次数≥7 次/d，量＞1000 ml，稀便或水样便	减少输注速度的 50%，通过喂养管给予止泻药 10 ml/6 h，回顾药物治疗，记录抗生素，其他胃肠药物粪便常规：毒素化验持续＞48 h，转向短肽类配方喂养
	Ⅳ度	腹泻伴血流动力学改变，危及生命	停止输注 EN，药物治疗，24 h 复查
肠鸣音		肠鸣音＜4 次/min 或＞5 次/min	—
		肠鸣音亢进，＞10 次/min 肠鸣音消失，及持续 3～5 min 还未听到肠鸣音	停止输注，药物治疗，2 h 复查
胃残留	（测量）仅经胃喂养胃管减压者	＞1000 ml/12 h	X 线检查放置跨幽门喂养管，假如不足到幽门，暂缓喂养同时放置新的喂养管，使用红霉素或甲氧氯普胺，12 h 后评估
药物禁忌证	强心剂（多巴酚丁胺、米力农、多巴胺≤5 μg/kg）麻醉（为机械通气的神经肌肉阻滞剂）血压＜90/60 mmHg 或乳酸＞3 mmol/L，去甲肾上腺素，肾上腺素＞0.1 μg/(kg·min)，多巴胺＞5 μg/kg	6 小时评估，15 nk/h 的短肽类制剂开始 24 h 后评估后决定	
误吸	呼吸道吸出胃内容物	停止 EN	
消化道出血	患者呕吐或排便有鲜红色血性液体	立即停止 EN，检查出血原因，对因、对症处理	

备注：① 1 mmHg＝0.133 kPa

附表 4　急性胃肠损伤 (AGI)

分级	具体内容	基本原理	特点
急性胃肠损伤 I 级(存在胃肠道功能障碍和衰竭的危险因素)	有明确病因,胃肠道功能部分受损	胃肠道症状常常发生在机体经历一个打击(如手术、休克等)之后,具有暂时性和自限性的特点	自限性的阶段,但进展为胃肠道功能障碍或衰竭风险较大
急性胃肠损伤 II 级(胃肠功能障碍)	胃肠道不具备完整的消化和吸收功能,无法满足机体对营养物质和水的需求。胃肠功能障碍未影响患者一般状况	胃肠道症状急性发生,须给予一定的干预措施才能满足机体对营养和水分的需求。急性胃肠损伤通常发生在没有针对胃肠道的干预的基础上,或者当腹部手术造成的胃肠道并发症较预期更加严重时,此时亦认为发生急性胃肠损伤 II 级	需要干预措施来重建胃肠道功能
急性胃肠损伤 III 级(胃肠功能衰竭)	给予干预处理后,胃肠功能仍不能恢复,整体状况没有改善	临床常见于经积极治疗(红霉素、放置幽门后管等)后,喂养不耐受持续得不到改善,多器官功能障碍综合征进行性恶化	胃肠道功能经干预处理后不能恢复
急性胃肠损伤 IV 级(胃肠功能衰竭伴有远隔器官功能障碍)	急性胃肠损伤逐步进展,多器官功能障碍综合征和休克进行性恶化,随时有生命危险	患者一般状况急剧恶化,伴远隔器官功能障碍	胃肠道功能衰竭,并威胁生命

JBI 2014 版证据推荐级别 (JBI Grade of Recommendation, 2014)

推荐级别	判断标准	表达式举例
A 级推荐:强推荐	1. 明确显示干预措施利大于弊或弊大于利; 2. 高质量证据支持应用; 3. 对资源分配有利或无影响; 4. 考虑了患者的价值观、意愿和体验	卫生保健专业人员应该为社区 2 型糖尿病患者提供血糖控制自我管理方式方面的书面信息
B 级推荐:弱推荐	1. 干预措施利大于弊或弊大于利,尽管证据尚不够明确; 2. 有证据支持应用,尽管证据质量不够高; 3. 对资源分配有利、无影响或有较小影响; 4. 部分考虑或并未考虑患者的价值观、意愿和体验	卫生保健专业人员可向社区 2 型糖尿病患者演示胰岛素注射笔的使用方式

第七章　基于提高肠内营养耐受性优化喂养策略的选择

肠内营养(EN)是口服或经胃肠道用管饲来提供代谢需要的营养基质及其他各种营养素的营养支持方式,它可以为患者提供营养素及能量,还能够维持肠道黏膜完整性,提高机体免疫功能,促进患者康复,且有操作简便、价格低廉等优点。"只要肠道有功能,就利用它"的观点已成为营养治疗的共识。但由于住院患者多受抵抗力低下、肠蠕动功能减弱、胃排空延迟等因素的制约,部分患者在 EN 期间,会出现 EN 不耐受现象。不耐受定义和判断标准尚未统一。一般认为,EN 支持期间,患者出现恶心、呕吐、腹胀、腹泻、胃残余量(GRV)增多等,被认为是不耐受的临床表现[1]。住院患者 EN 不耐受发生率约为 10%～63%[2],EN 不耐受的发生在引起患者不适的同时,减少患者营养摄入量,增加并发症发生概率,从而影响其预后。临床工作过程中,医护人员应采取积极的措施,优化 EN 喂养策略,提高患者 EN 耐受性,以确保患者取得良好的营养支持效果。

一、证据

由于操作相对简便,胃管常作为患者接受 EN 支持的优先选择途径。但若患者对经胃喂养耐受性差,存在高度误吸风险、胃潴留量比较多的情况,应优先考虑幽门后喂养。一项纳入了 15 项 RCT 试验、966 例患者的系统综述比较了经胃管和经幽门后喂养的患者出现吸入性肺炎、误吸、呕吐的概率,结论认为幽门后喂养较胃管途径更能减少患者肺炎发生率[3]。美国肠外肠内营养学会(ASPEN)、美国胃肠病学会(ACG)指南也推荐鼻胃管不耐受或有高误吸风险的患者使用幽门后喂养的方式[4,5]。

合理的 EN 能滋养肠道,维持肠道黏膜屏障功能,防止肠道菌群失调,减少患者感染及死亡概率,改善患者的营养状况,提高其免疫能力,减少住院期间并发症发生。早期肠内营养(EEN)有恢复胃肠道功能、促进吸收、降低感染概率等作用。作为胃肠动力恢复的标志,胃肠移行性运动复合波在腹部术后 30～40 min 便可测到[6]。蒋洋洋等[7]研究表明,开始 EN 时间>72 h 的患者,其不耐受发生率要高于 EEN(≤72 h)的患者。ACG 营养指南推荐,若患者情况良好,应在 24~48 h 开始 EN 支持,48~72 h 达到目标量[5]。故血流动力学稳定且胃肠道有功能的患者,应尽早进行 EN 支持。但对于有肠缺血等情况的患者,应根据其病情,适当延迟 EN 开始时间,防止发生 EN 不耐受的情况,其可在 5~7 天逐渐达目标量[5,8]。

虽然早期管饲是安全的,并不会增加胃肠不耐受和吸入性肺炎的风险,但应注意温度、浓度的控制,建议使用专用营养泵输注[9]。王婷[10]相关经验总结性研究显示,营养液的速度和浓度亦影响 EN 耐受性。速度过快、剂量过大均可能造成患者胃内容物的潴留以及腹泻和呕吐等表现。多项 RCT 研究显示,为提高患者 EN 耐受性,EN 给予应循序渐进,逐渐提高输注速度和量[11,12]。

在输注过程中,营养液温度过低也是患者出现 EN 不耐受的原因之一。低温可刺激患者肠道,导致患者出现恶心、呕吐、腹泻等不耐受情况。合理持续使用加温器可利于患者胃肠功能尽快恢复。蔡晖[13]建立 EN 加热数学模型,针对 90 例胃癌患者的 RCT 研究显示,规范营养液加热技术,将营养液始终控制在恒定温度,能够有效降低患者腹泻的发生率,提高患者 EN 的耐受性。倪元红[14]研究也表明,将营养液温度维持在 37 ℃ 左右,利于患者肠道吸收。

接受 EN 支持的患者有发生误吸、吸入性肺炎的风险。美国重症医学会(SCCM)及 ASPEN 指南指出,对于进行管饲营养支持的患者,在无禁忌证的情况下,保持床头抬高 30°~45° 可有效促进胃排空,减少吸入性肺炎的发生[15]。

胃肠功能受损是住院患者出现肠道不耐受的原因之一,故促进患者肠道功能恢复是减少患者营养支持不耐受的方法。咀嚼口香糖可以刺激胃、十二指肠、直肠蠕动,同时可以刺激乙酰胆碱释放,降低炎症因子作用。温尊甲等[16]的一项纳入 22 个 RCT 试验、2285 例研究对象的 Meta 分析显示,术后咀嚼口香糖对首次排气时间、肠蠕动恢复、血清胃泌素水平、进食时间、肠梗阻等方面有显著作用差异。周飞燕[17]的研究,亦得到咀嚼口香糖能促进患者胃肠道功能恢复,可用于改善患者 EN 耐受性的结论。

王晓君等[11]的纳入 42 例患者的 RCT 研究表明,对胃癌术后患者采用序贯性 EEN 支持方案,从输注的营养液种类、速度、剂量等方面对其进行管理,可提高患者 EN 支持的耐受性。虽具体的操作模式内容略有差别,但不少研究表明,包含调控营养液剂量及速度、调整营养支持时的体位、监测患者体征和胃残余量、判断其有无误吸等风险的流程化管理模式,可有效提高患者 EN 摄入情况。一项历时 2 年,包含 28 个国家的 269 个 ICU,共 5497 例患者的调查研究显示,对 EN 进行流程化管理可提高营养支持的效果[18]。为取得良好的营养支持效果,已有不少指南推荐在对患者进行 EN 支持时,使用安全、合理的流程化管理方式进行规范操作[5,19]。

高血糖可以延缓胃排空,影响 EN 支持效果。有研究显示,接受 EN 支持的危重患者,若血糖＞10 mmol/L 或持续高血糖,其更容易出现不耐受情况[20]。加拿大危重症营养指南指出,营养支持中应该避免高血糖(血糖＞10 mmol/L)情况出现[21]。

虽评价标准尚未统一,但 GRV 常作为监测危重患者 EN 耐受程度的一种方式[22]。为了避免因频繁监测 GRV 导致患者堵管概率增加、EN 摄入量减少等情况,SCCM 及 ASPEN 指南不建议将 GRV 作为监测危重患者营养支持的常规手段。对于接受 GRV 监测的危重症患者,当其 GRV＜500 ml,若无其他不耐受表现,应尽量避免不恰当终止 EN[15]。

已有较多研究证实,促胃动力药(甲氧氯普胺、红霉素等)在 EN 期间缓解患者胃排空延迟、减少胃残余量、缓解患者腹胀等表现方面效果良好。甲氧氯普胺可促进胃窦、胃体与上段小肠间的功能协调;红霉素作为一种大环内酯药物可兴奋平滑肌[19]。西班牙肠外肠内营养学会(SENPE)指南建议,对于 EN 不耐受患者,可使用促胃动力药减少患者营养不良的反应[23]。《临床营养护理指南——肠内营养部分》中建议,对于胃内残余量＞200 ml 的患者,可使用甲氧氯普胺、红霉素等促胃肠动力药物[24]。

二、推荐意见

1. 经胃喂养不耐受或有高误吸风险的患者可使用幽门后喂养方式。(B 级)

2. 对于血流动力学稳定且胃肠道有功能的患者,应该尽早(24～48 h)进行 EN。对于有肠缺血等情况的患者,适当延迟 EN 开始时间。(C 级)

3. EN 给予应循序渐进,逐渐提高输注速度和量,并使用专用营养泵输注。(A 级)

4. EN 支持过程中,可使用加温器将营养液控制在恒定温度。(B 级)

5. 危重患者若无禁忌证,在 EN 过程中将其床头抬高 30°～45°。(A 级)

6. 咀嚼口香糖可促进患者肠道功能恢复。(D 级)

7. 使用安全、合理的流程化管理方式进行 EN 规范操作。(B 级)

8. 监测危重患者 EN 支持期间血糖情况,避免血糖＞10 mmol/L。(B 级)

9. 可使用 GRV 作为监测危重患者 EN 不耐受的方法,但不建议将其作为监测患者营养支持的常规手段。对于 GRV＜500 ml 的危重症患者,若无其他不耐受表现,尽量避免不恰当终止 EN。(B 级)

10. 对于 EN 不耐受患者,可使用促胃动力药减少患者营养不耐受的反应。(B 级)

参考文献

[1] Blaser A R, Starkopf J, Kirsimagi U, et al. Definition, prevalence, and outcome of feeding intolerance in intensive care: a systematic review and meta-analysis[J]. Acta Anaesth Scand,2014,58(8):914-922.

[2] Uysal N, Eser I, Akpinar H. The effect of abdominal massage on gastric residual volume: a randomized controlled trial[J]. Gastroenterol Nur,2012,35(2):117-123.

[3] Jing J, Huang T, Wang H, et al. Effect of gastric versus post-pyloric feeding on the incidence of pneumonia in critically ill patients: observations from traditional and Bayesian random-effects meta-analysis[J]. Clin Nutr ,2013,32(1):8-15.

[4] Bankhead R, Boullata J, Brantley S, et al. Enteral nutrition practice recommendations[J]. JPEN,2009,33(2):122-167.

[5] McClave S A, DiBaise J K, Mullin G E, et al. ACG clinical guideline: nutrition therapy in the adult hospitalized patient[J]. Am J Gastroenterol,2016,111(3):315-334.

[6] 朱俊杰，赵青川. 口服还是管饲?——消化道肿瘤患者肠内营养途径的选择[J]. 肿瘤代谢与营养电子杂志，2016,3(1):24-27.

[7] 蒋洋洋，许勤，宋燕波，等. ICU患者肠内营养耐受性分析及护理对策[J]. 中国实用护理杂志，2011,27(2):17-19.

[8] 葛世伟，何先弟，张爱琴，等. 腹腔感染患者肠内营养耐受性分析及护理[J]. 解放军护理杂志，2014,31(17):30-33.

[9] 中华医学会神经外科学分会,中国神经外科重症管理协作组.中国神经外科重症患者消化与营养管理专家共识(2016)[J]. 中华医学杂志,2016,96(21):1643-1647.

[10] 王婷，朱丽娜，朱京慈. 严重创伤患者肠内营养喂养不耐受影响因素的研究进展[J]. 肠外与肠内营养,2016,23(1):59-62.

[11] 王晓君，许勤，陈丽，等. 胃癌术后序贯性早期肠内营养支持的临床效果及卫生经济学评价[J]. 肠外与肠内营养,2013,20(6):348-352.

[12] Moran Lopez J M, Piedra Leon M, Garcia Unzueta M T, et al. Perioperative nutritional support[J]. Cir Espan,2014,92(6):379-386.

[13] 蔡晖. 胃癌术后患者行早期肠内营养温度控制的规范化研究[D].南京中医药大学，2015.

[14] 倪元红，王慧，彭南海. 输液恒温器在肠内营养连续输注中加温效果的观察[J]. 肠外与肠内营养，2012,19(2):127-128.

[15] McClave S A, Taylor B E, Martindale R G, et al. Guidelines for the provision and assessment of nutrition support therapy in the adult critically ill patient: Society of Critical Care Medicine (SCCM) and American Society for Parenteral and Enteral Nutrition (ASPEN)[J]. JPEN,2016,40(2):159-211.

[16] 温尊甲，王文婷,梅彬彬，等. 咀嚼口香糖对结直肠癌术后肠道功能作用的 Meta 分析[J]. 世界华人消化杂志,2017,25(2): 147-158.

[17] 周飞燕. 胃癌患者术后早期肠内营养喂养不足的调查分析及干预研究[D].南京

医科大学，2012.

[18] Heyland D K，Cahill N E，Dhaliwal R，et al. Impact of enteral feeding protocols on enteral nutrition delivery：results of a multicenter observational study[J]. JPEN J Parenter Enteral Nutr,2010,34(6):675 - 684.

[19] Stewart M L. Interruptions in enteral nutrition delivery in critically ill patients and recommendations for clinical practice[J]. Crit Care Nurse,2014,34(4):14 - 21.

[20] Nguyen N，Ching K，Fraser R，et al. The relationship between blood glucose control and intolerance to enteral feeding during critical illness[J]. Intens Care Med,2007, 33(12):2085 - 2092.

[21] Dhaliwal R，Cahill N，Lemieux M，et al. The Canadian critical care nutrition guidelines in 2013：an update on current recommendations and implementation strategies [J]. Nutr Clin Pract,2014,29(1):29 - 43.

[22] Chapman M J，Deane A M. Gastrointestinal dysfunction relating to the provision of nutrition in the critically ill[J]. Curr Opin Clin Nutr,2015,18(2):207 - 212.

[23] Sanchez Alvarez C，Zabarte Martinez de Aguirre M，Bordeje Laguna L. Guidelines for specialized nutritional and metabolic support in the critically － ill patient：update. Consensus SEMICYUC-SENPE：gastrointestinal surgery[J].Nutr Hosp,2011,26(Suppl 2):41 - 45.

[24] 彭南海,高勇. 临床营养护理指南——肠内营养部分[M].南京:东南大学出版社,2012.

第八章　肠内营养耐受性和充足性监测

早期肠内营养（EEN）有利于维护肠道黏膜屏障功能，维持胃肠道正常的结构和生理功能，减少细菌和毒素易位，目前被外科和重症医学科领域广泛接受并普遍采用。但在实施中并非所有患者都能顺利地开展EEN。有些患者经过反复尝试仍表现出对EEN的不耐受，无法完成向目标喂养量的过渡，最终导致肠内营养实施的失败。因此，在早期实施EN时，针对肠内营养不耐受的患者进行有效耐受性监测，保证肠内营养充足性是临床医护人员面临的严峻问题。

肠道被誉为"机体应激反应的中心器官"，也是"多器官功能障碍综合征（MODS）的发动机"。危重症患者即使不存在肠道解剖组织缺陷和消化功能障碍，但各种原因导致的缺血、缺氧、循环障碍也可引发肠屏障功能受损。肠内营养可提供人体所需的各种营养物质，维护肠道黏膜屏障功能，减少肠道细菌移位，预防肠源性全身炎症反应综合征、多脏器功能衰竭等，是近十几年来关注的重点。从 20 世纪 90 年代的"当肠道有功能且能安全使用时，使用它"的原则，至当今"应用全营养支持，首选 EN，必要时 EN 与 PN 联合应用"的原则，人们对肠内营养的认识在一步步地深入。但在临床广泛开展肠内营养的同时，并发症也随之逐渐显露。对危重症患者 EN 的管理，胃肠道功能障碍、不耐受以及喂养不充足等潜在的并发症是制约 EEN 的主要问题。因此，如何改善危重症患者 EN 的耐受性、充足性和安全性，已成为提高危重症患者营养支持疗效的重要措施之一。

一、肠内营养耐受性

研究表明平均约有 38.3％的患者不能耐受 EEN[1]，主要表现出三种类型：高胃残余量；恶心/呕吐、腹胀、腹泻及主观不舒适；高腹腔压力[2]。肠内营养的不耐受是多种因素作用结果，至今国内外学者对其判断标准仍未达成共识。耐受性监测方法主要包括胃残余量、腹腔压力监测、物理试验、排气排便、超声检查、屈光计检查、呼吸测试、超声波检查，以及是否发生腹胀、腹泻、误吸等并发症。在此，介绍两种比较客观简便的监测肠内营养耐受性的方法：胃残余量（gastric residual volume，GRV）及腹腔压力（intra-abdominal pressure，IAP)监测。

（一）胃残余量（GVR）的监测

1. GRV监测的必要性

胃残余量（GRV）被认为是EEN喂养期间或之后，预测胃肠功能障碍的替代参数。通过监测GRV，临床医护人员可以更早地判断患者胃排空状态，及早采取措施进行干预，避免因高GRV引起的返流、误吸导致VAP的发生。但常规监测GRV判断EN耐受性，势必影响EN目标量的实施，因此临床专家开始质疑GRV监测的必要性，认为常规监测GRV易引起肠内营养摄入减少，能量供应不足而增加了患者病死率和其他并发症[3]。Montejo等[4]发现GRV200 ml和500 ml停止输注EN的两组患者比较，胃肠并发症发生率并无统计学差异，甚至提出"监测GRV时代的终结"这一惊人论断[5]。

监测胃残余量的优势（赞成方）：① 胃残余量提供了监测胃肠道功能障碍的最简单的方法。② 临床操作者可以更早地判断胃肠道排空的延迟，并能更早地采取措施来减少胃肠道功能障碍导致的临床并发症。③ 胃残余量监测能反应胃肠道排空的延迟，预防胃肠道功能障碍的高发及不良后果，特别是对于高风险患者（手术、脓毒症、创伤）。④ 调查研究显示[6]：胃残余量大于150 ml即暗示胃肠道排空缓慢和有呕吐发生的风险；胃残余量2次以上大于200 ml或一次大于250 ml即为误吸发生的独立因素；胃残余量监测联合呕吐的发生、临床胃肠道功能症状的表现，增加了肺部并发症发生的可能。

监测胃残余量的劣势（反对方）：① 测量GRV的方法没有标准化也没有得到验证，GRV独自测量不与腹部放射结果联合只能显示胃排空时间的延缓；② 测量GRV本身是独立的、缺乏再现性的因素，包括患者的、营养管路的及操作者的变量；③ 没有大型的随机试验能显示胃残余量的监测是有益处的；④ 胃潴留没有统一判断标准：有研究报道167个ICU对1888例患者GRV诊断的标准不一[7]。

关于GRV的常规监测，国内外专家所持意见有所不一。2013年德国营养学会推荐：重症监护室（ICU）患者在保证安全的情况下可不监测GRV，应根据呕吐的情况来调整肠内营养[8]。2016年ASPEN营养指南建议应每日监测EN耐受性，但不建议把GRV作为接受EN的ICU患者常规监测的指标。而我国营养指南推荐[9]：护理人员需每4 h监测GRV，当GRV＞150 ml时，减缓EN输注速度。目前国内还是将监测GRV作为肠内营养时评估胃肠运动功能的主要方法，为患者的安全考虑，若要完全不监测GRV，还需要更多的临床证据。

2. GRV监测的方法

目前在临床上一般采用50 ml或60 ml注射器连接胃管来测定胃残余量

(GRV)。但是注射器回抽的方法一直未被标准化,其影响因素较多,如胃管管径的大小、开口位置、胃管所在的位置、注射器的规格、患者的体位及医务人员的操作等都可能影响 GRV 测定的真实结果。Metheny 等[10]对 75 例危重患者的研究表明,通过直径较大的胃管测的 GRV 比通过直径较小胃管测定的 GRV 多出 1.5 倍。模拟实验研究显示[11]:GRV 监测准确性受抽吸技术、喂养管理的性质、液体黏稠度及放管位置等影响。另外,可以应用于临床的 GRV 监测方法有超声监测、胃阻抗监测、胃排空闪烁扫描技术、对乙酰基酚吸收试验等。由于仪器设备、检查地点的限制,导致目前 GRV 监测手段还较单一,护理人员对测量方法的了解和掌握也存在一定的差距。张荣丽等[12]应用超声监测胃动力指导危重患者肠内营养,可提高肠内营养的最大喂养速度,并且患者发生并发症概率小,说明超声监测 GRV 可以作为 GRV 监测方法发展的趋势。

3. GRV 的阈值

常规监测 GRV 的相关科室对于根据 GRV 阈值调整 EN 输注速度或停止 EN 尚存在争议。Montejo[13]研究得出 500 ml 是可接受的胃残余量临界值,不增加胃肠道并发症的发生,也不影响其临床结局,国内 ICU 较一致的观点是 200 ml 以上[14]。全美危重病学护士协会的一项调查显示[15],中断 EN 最常用的阈值水平分别为 200 ml 和 250 ml,而约 25% 使用的阈值为 150 ml 或以下,只有 12.6% 使用高于 500 ml 的 GRV 阈值。2016 年 ASPEN 营养指南指出,在没有其他不耐受的迹象,只是 GRV<500 ml 时,不应终止喂养。迄今为止,国内外专家学者关于 GRV 的阈值研究结果不尽相同,认为与个体的差异性有关。临床不应刻板地照搬指南规范,而应考虑患者的个体差异,对于连续喂养的患者要注重 GRV 的变化趋势,动态评价肠内营养的耐受性,而对于间歇喂养患者在每次喂养前测量 GRV 较为可靠并且安全。

4. GRV 监测与误吸的关系

临床肠内营养中最严重的并发症是误吸及肺部感染。气道内吸出胃内容物为误吸。微误吸常常被忽视,它是指气管导管气囊与呼吸道壁存在细小间隙而使口腔及鼻咽部分泌物流入下呼吸道[16]。对有人工气道的患者,即使是微误吸也会导致呼吸机相关性肺炎的发生[17],因此对于误吸要做到早发现、早预防,以免肺炎的发生。关于 GRV 监测与误吸的关系,国内外也有不少报道。Reignier[18]等发现,GRV 监测对患者误吸发生率无影响。Zalnga[19]认为,即使对进行机械通气的患者而言,放弃 GRV 监测不影响包括呼吸机相关性肺炎在内的患者的临床结果。国内学者周松等人[20]经过 META 分析得出结论:不监测胃残余量对肺炎、腹泻、误吸发生率及机械通气时间、住院时间等无影响(P<0.05)。不少临床文献认为,GRV 监测与误吸的关系不大,

但可靠性还需要更多的临床证据。

笔者认为 GRV 测定的目的不是衡量绝对值,而是关注患者本身动态变化过程,发现问题尽早干预。

（二）腹内压（IAP）监测

2016 年 ASPEN 指南指出"不应当把 GRV 作为接受 EN 的 ICU 患者常规监测的指标",迫使对另一项反映胃肠道运动功能的监测手段——腹腔压力的关注越来越多。肠道是对腹内压升高反应最敏感、受影响最早的器官[21]。有研究发现,IAP 水平能反映患者肠道功能和胃肠黏膜受损情况。Cheng[22] 等应用兔实验模型证实,IAP＞25 cmH_2O 持续 6 小时以上,80％的兔胃肠道器官结构和功能均会受到损害。也有学者以 20 cmH_2O 为界研究发现,IAP 较高组患者胃肠道并发症发生率显著高于对照组[23]。因此,监测 IAP 的数值变化可能会对减少肠道并发症的发生有所帮助,值得临床推广。

1. IAP 监测的方法

Malbrain[24] 等提出经膀胱内压测定作为腹内压测量的金标准。遵照世界腹腔间隔综合征协会（WSACS）2007 年提出的腹内压标准化监测方法[25]:患者取平卧位,排空膀胱,注入无菌生理盐水 25 ml,30～60 s 后保持尿管与测压管相通,以腋中线髂嵴水平为零点测水柱高度,在患者呼气末读数,测量结果以 mmHg 为单位（1 mmHg＝0.098 cmH_2O）。也有在此基础上的创新,国内专家[26] 提出使用自行设计的压力传感器套装监测膀胱压力,监测过程中严格掌握压力波形的确认条件能保证数据的准确,便于临床动态监测,并最大限度地降低感染风险。腹内压（IAP）正常值为 5～7 $cm\ H_2O$。持续或反复的 IAP 病理性升高≥12 mmHg 即被定义为腹腔内高压（IAH）。根据严重程度,IAH 可分为四级:Ⅰ级,IAP 为 12～15 mmHg;Ⅱ级,IAP 为 16～20 mmHg;Ⅲ级,IAP 为 21～25 mmHg;Ⅳ级,IAP＞25 mmHg。若 IAH 进一步发展,腹部脏器血流量下降,引起内脏缺血、肠道屏障功能受损、胃肠蠕动功能减慢,患者肠内营养耐受性受到影响,可最终导致肠内营养的中断。研究表明,在 IAH Ⅰ/Ⅱ级时可以继续肠内营养,但要注意采取半卧位来预防反流发生。IAP 的监测能作为危重症患者 EEN 期间耐受性的指标,各科室测量的技术和设备都不同,如何更规范、更简便地测量 IAP 值仍需要继续临床研究。

2. IAP 监测与误吸的关系

叶向红、彭南海[16] 等研究提出腹腔高压与机械通气患者微误吸的关系。IAH 最早出现的并发症就是肺损伤,其对呼吸系统的影响多在腹腔内压升高至 1.60 kPa 以上时就已经较为明显。IAP 的监测能有效地防止机械通气患者微误吸的发生。

二、肠内营养充足性

危重患者出现 GRV 增高、IAP 增大，一般预示着患者的胃肠道功能比较差，EEN 耐受性不良，无论是吸收功能还是运动功能都低于正常。这就可能影响肠内营养的正常进行，进一步影响肠内营养达标率[27]。危重患者 EEN 的喂养不达标情况会延长患者的 ICU 停留时间，增加患者的医疗费用[28]。临床医护人员在对重症患者施行早期肠内营养时，仅仅考虑耐受与否是不够的，还应考虑患者早期肠内营养能否达标。营养代谢方面的监测有利于了解患者肠内营养实施是否充足，应定期测定患者血钾、血钠、血镁、血磷、血钙、血浆蛋白、尿素氮、血糖、尿糖、凝血酶原时间等，定期观察和记录患者体质量、氮平衡及其他营养参数。

（一）营养风险评估

对危重患者进行正确、合理的营养评估是营养支持治疗的前提，不加选择地进行营养支持治疗是禁忌的。危重患者的营养评估一直是个难点，因为没有适宜的特异性营养评估指标，并受到多种因素的影响。如危重患者若伴有水肿及非特异性血浆蛋白改变，则白蛋白及体质量等人体测量指标应用价值受限[29]。曾经受关注的前白蛋白也因危重状态而应用受限。Davis 等人[30]的回顾性分析研究指出，前白蛋白水平改变是炎症状态变化，而不是营养素摄入变化引起的，前白蛋白并非评估营养支持是否充足的敏感标志物。因此患者患病前营养状态、疾病严重程度、影响因素、胃肠道功能等情况更有利于营养评估。尽管如此，动态血清蛋白和体质量以及肌力测定对于营养治疗反应及营养状态评价仍有一定意义。临床可以采用的评价工具包括 NRS2002 评分和 NUTRIC 评分等

（二）能量及蛋白的目标量

在营养治疗之前要先对住院患者的能量需求量进行评估，以确定营养方案的目标剂量，为安全实施肠内营养提供可靠保障。危重患者在实施 EN 前，应当明确 EN 的能量需求，能量需求可以根据预测公式计算或间接量热法测定。现在认为危重患者能量目标为每日 $104.5 \sim 125.4$ kJ/kg。有研究显示约 60% 的患者可以达到这个目标，而约 18% 的患者由于无法耐受而需要更换为 PN[31]。住院最初 1 周应努力使 EN 提供能量 $\geqslant 50\% \sim 65\%$ 的目标热卡，从而发挥 EN 的优点。EEN 供给接近目标热卡能得到明显的临床获益[32]。危重症患者分解代谢迅速，蛋白质消耗量大，因此蛋白质目标量的评估应当独立于能量评估之外，并且在营养治疗的过程中应当对蛋白质供给进行持续评估。指南建议提供充分的（大剂量的）蛋白质供给。蛋白质需求预计为每日 $1.2 \sim 2.0$ g/kg（实际体重），烧伤或多发伤患者对蛋白质的需求量可能更高。

使用 EN 的住院患者应监测 EN 的供给是否充分,主要通过 EN 给予剂量占目标剂量的百分数、累积的能量缺失量和不恰当的 EN 中止来评价。Wischmeyer 等[33]的报道显示能量负平衡与并发症发生相关,当能量负平衡达到一定数值,感染与伤口延迟愈合概率明显增加。因此临床上必须权衡能量与营养的控制问题。

（一）目标量达标时机

尽管早期 EN 应该在入院 24～48 h 之内开始,但达到目标量的时机仍不确定。当患者耐受时,喂养量应该在 48～72 h 内达到目标量;当患者耐受性较差时,应缓慢增加喂养量至目标量,喂养量应该在 5～7 天内谨慎的达到目标量,同时密切监测电解质和容量状态,患者使用肠内营养管饲超过 7～10 天仍不能满足 60% 的能量和（或）蛋白质需求时,应考虑给予补充性肠外营养。

（二）促进肠内营养充足性

2016 年美国胃肠病学会（ACG）最新临床指南推荐:制定并实施肠内营养喂养方案,以提高实现目标喂养的比例。我们建议考虑采用容量目标为指导的喂养方案（即关注每日摄入量而非严控输注速度）或自上而下的多重措施并举的喂养方案（基于用量、促动力药、幽门后喂养等）。

三、小结

建立科学的、全面的 EN 护理方案及流程,早发现和积极防治肠内营养不耐受,才能有效降低 EN 喂养不耐受的发生率,使患者尽早完成向目标喂养量的过渡,进一步提升临床 EN 的实施质量和水平,从而减轻肠内营养不耐受所带来的危害,提高危重患者救治成功率。

四、推荐意见

1. 对于留置胃管的患者,每间隔 4 h 监测胃残余量和是否有腹部不适、恶心、呕吐、腹围变化或腹部紧张等情况,评估患者胃肠道耐受能力。（C 级）

2. 肠内营养期间保持床头高度 $30°～40°$（禁忌证除外）,每日 2 次使用氯己定进行口腔护理。（A 级）

3. 气囊充气后压力维持在 $25～30$ cmH_2O,监测气囊压为 4 h 一次。（A 级）

4. 腹腔高压患者需要定时监测腹内压（IAP）。（C 级）

5. 应当避免不恰当终止 EN,胃残余量<500 ml 时,若没有不耐受的其他表现,不应当终止 EN。（B 级）

6. 为减少误吸发生,建议幽门后喂养。（A 级）

7. 对于高危患者或不能耐受经胃单次输注 EN 的患者,建议采用持续输

注的方式给予 EN。（C 级）

8. 对于存在误吸高风险的患者,我们建议一旦临床情况允许,即给予药物促进胃肠蠕动,如促动力药物(甲氧氯普胺或红霉素)。（C 级）

参考文献

[1] Blaser A R, Starkopf J, Kirsimagi U, et al. Definition, prevalence, and outcome of feeding intolerance in intensive care: a systematic review and meta-analysis[J]. Acta Anaesthesiol Scand, 2014, 58(8): 914 – 922.

[2] Blaser A R, Mallbrain M L N G, Starkopf J, et al. Gastrointestinal function in intensive care patients: terminology, definitions and management. Recommendations of the ESICM Working Group on Abdominal Problems[J]. Intensive Care Med, 2012, 38(3): 384 – 394.

[3] Poulard F. Dimet J. Impact of not measuring residual gastric volume in mechanically ventilated patients receiving early enteral feeding: a prospective before-after study[J]. J Parenter Enteral Nutr, 2010, 34(2): 125 – 130.

[4] Montejo J C, Minambres E, Bordeje L, et al. Gastric residual volume during enteal nutrition in ICU patients: the REGANE study[J]. Intensive Care Medicine, 2010, 36(8): 1386 – 1393.

[5] Rice T W. Gastric residual volume: end of an era[J]. JAMA, 2013, (3): 283 – 309.

[6] Metheny N A, Schallom L, Oliver D A, et al. Gastric residual volume and aspiration in critically ill patients receiving gastric feedings[J]. American Journal of Critical Care, 2008, 17(6): 512 – 519.

[7] Gungabissoon U, Hacquoil K, Bains C, et al. Prevalence, risk factors, clinical consequences, and treatment of enteral feed intolerance during critical illness[J]. JPEN J Parenter Enteral Nutr, 2015, 39(4): 441 – 448.

[8] 余玲莉,方傲华,周金蔓.监测危重症患者胃残余量的研究现状[J].肠外与肠内营养,2013,20(3): 184 – 187.

[9] 彭南海,高勇.临床营养护理指南肠内营养部分[M].南京:东南大学出版社,2012: 23 – 26.

[10] Metheny N A, Stewart J, Nuetzel G, et al. Effect of feeding-tube properties on residual volume measurements in tube-fed patients[J]. JPEN J Parenter Enteral Nutr, 2005, 29(3): 192 – 197.

[11] Bartlett Ellis R J, Fuehne J. Examination of accuracy in the assessment of gastric residual volume: a simulated, controlled study[J]. JPEN J Parenter Enteral Nutr, 2015, 39(4): 434 – 440.

[12] 张丽荣,何伟,李彤,等.超声监测胃动力指导危重患者肠内营养的应用[J].肠内与肠外营养,2011,18(6): 341 – 347.

[13] Montejo J C. Hyrotoxic periodic paralysis is characterized by transient, recurrent

episodes of flaction[J].Intensive Care Med,2010,36(8):1386－1393.

[14] 吕倩倩.利用折射率计算胃残余量预测隐形误吸更敏感[D].山西医科大学,2012.

[15] Metheny N A，Mills A C，Stewart B J. Monitoring for intolerance to gastric tube feedings：a national survey[J].Am J Crit Care,2012,21(2):33－40.

[16] 叶向红,彭南海,倪元红,等.腹腔高压行机械通气患者肠内营养期间微误吸的预防[J].解放军护理杂志,2011,28(3A):21－24.

[17] 缪静波,冯琦蔚,王佩珍,等.三种不同呼吸道湿化方法对呼吸机相关性肺炎发生率的影响[J].解放军护理杂志,2009,26(3B):5－8.

[18] Reignier J，Mercier E，Le Gouge A，et al. Effect of not monitoring residual gastric volume on risk of ventilator-associated pneumonia in adults receiving mechanical ventilation and early enteral feeding：a randomized controlled trial[J]. JAMA,2013,309(3):249－256.

[19] Zalnga G P.The myth of the gastric residual volume[J].Crit Care Med,2005,33(2):449－450.

[20] 周松,王建宁,查丽玲,等.不监测胃残留量对ICU行肠内营养患者影响的系统评价[J].护理学杂志,2017,32(1):91－95.

[21] 顾朝丽,徐志华,屠新丽,等.腹内压监测对危重症患者早期空肠营养实施的影响[J].护士进修杂志,2008,23(2):1833－1835.

[22] Cheng J，Wei Z，Liu X，et al.The role of intestinal mucosa injury induced by intra-abdominal tension in the development of abdominal compartment syndrome and multiple organ dysfunction syndrom[J]. Critical Care,2013,17(6):283.

[23] 黄庆萍,肖端偶,夏晓,等.应用腹内压监测对严重多发伤患者早期肠空肠营养并发症的观察[J].中国医学创新,2014,11(3):210－223.

[24] Malbrain M L，Chiumello D，Pelosi P，et al. Incidence and prognosis of intraabdominal hypertension in a mixed population of critical ill patients：a multiple-center epidemiological study[J]. Crit Care Med,2005,33(2):315－322.

[25] 刘大为,邱海波.重症医学[M].北京:人民卫生出版社,2010:242－246.

[26] 邓云霞,孙志琴,徐正梅,等. ICU患者早期肠内营养输注速度与腹内压的相关性研究[J]. 肠外与肠内营养,2014,21(5):311－312.

[27] 张力,张晓梅,梁玉婷,等. 重症卒中患者早期肠内营养喂养不达标状况及其影响因素分析[J]. 护理研究,2015,29(4):1175－1178.

[28] 方理超,徐文秀,刘励军.早期肠内营养达标对不同程度重症患者预后的影响[J].中华急诊医学杂志,2010,19(11):1201－1204.

[29] Martindale R G，Maerz L I.Management of preoperative nutrition supporter[J]. Curr Opin Crit Care,2006,12(4):290－294.

[30] Davis C J，Sowa D，Keim K S,et al.The use of pre-albumin and C-reative protein for monitoring nutrition support in adult patients receiving enteral nutrition in an urban medical center[J].Nutr Clin Praet,2012,36(2):197.

［31］Charvdt J，Kratochvil J，Martinkovd V，et al.Experience with early enteral nutrition application in critically ill patients in medical intensive care unit［J］.Cas Lek Cesk，2008，147(2)：106－111.

［32］Stapleton R D，Jones N，Heyland D K.Feeding critically ill patients：what is the optimal amount of energy［J］. Crit Care Med，2007，35(9 Suppl)：535－540.

［33］Wischmeyer P E，Heyland D K.The future of critical care nutrition therapy［J］. Crit Care Clin，2010，26(3)：433－441.

第九章 特殊疾病肠内营养的护理

第一节 脑损伤患者肠内营养支持的护理规范

> 脑损伤患者肠内营养支持护理规范是临床医护人员必须了解并掌握的内容。尤其当患者出现意识障碍、认知障碍、延髓麻痹、神经源胃肠功能障碍、呼吸衰竭或处于颅脑损伤术后等等而造成吞咽不能时,易导致患者营养不良或并发症发生,严重者会影响预后或结局。为此,采取安全规范的喂养方案,缓解患者不耐受,改善胃肠道并发症,解除维护过程中护士的困惑是目前护理临床营养支持急需的内容。本节梳理出以循证依据为基础的护理干预策略,便于肠内营养支持在脑损伤患者中得到安全、规范的实施。

目前神经疾病营养支持理论和实践在不断完善,护理人员对营养支持的认识在持续深入,但仍旧缺乏标准化的临床护理实施方案,故根据牛津循证医学中心临床证据水平分级 2009 进行推荐意见的确认,提炼出重症脑损伤患者营养支持护理实践过程中循证依据,促使护理人员及时、安全、有效地对患者进行临床营养的实践。

脑损伤患者肠内营养支持的过程中,营养的筛查、评估,营养液给予的速度,输注过程中的并发症及处理,停止营养液给予等等环节,均是由护士来参与并执行的,是营养支持的关键环节。

一、营养风险筛查

脑损伤患者的营养不良发生率为 6.1%～62%[1],是导致不良结局的重要原因[2],因此需要先采用 NRS2002 进行营养风险筛查[3]。尤其神经内科[4] APACHEⅡ≥10 分的[5]患者,更适合使用 NRS2002 进行营养风险筛查。当 NRS2002 评分≥3 分时,即存在营养风险,应建立营养支持的方案[6]。为了避免护士手工录入,减轻工作量,减少填写卡片的漏项内容,筛查评估时可采用信息系统,患者入院即可调出评估表,并在 3 分钟内完成,评估分值即刻显示,同时可反馈到护理记录单上。

二、放置鼻胃管

脑损伤患者肠内营养支持首选置入鼻胃管[7]。此时需要做好以下评估:

(1)采用洼田饮水试验来筛查患者吞咽障碍的程度,洼田饮水试验诊断吞咽障碍的灵敏度为 97.50%,特异度为 20%,阳性预测值为 90.70%[8]。吞咽障碍是急性脑梗死常见的问题,单侧大脑半球病变出现吞咽障碍较为普遍,双侧大脑半球梗死患者发生重度吞咽障碍的比例最高[9]。评估时需要患者 GCS 评分≥12 分[10],方能给予洼田饮水试验。当洼田饮水试验≥三级[11]或患者病情严重,入院时意识障碍、癫痫持续状态或带有气管插管、机械通气等,需要直接给予鼻胃管置入。

(2)成人置入鼻胃管需要选择聚氨酯或硅胶 14 号导管,导管置入的深度给予 57~67 cm[12],首次置入后需要 X 线进行确认[13]后方可使用。日常给予鼻饲护理时,每 4 h 观察一次胃管外露的长度,发生变化时,立即检测胃管的位置,检测胃管位置用 pH 鉴定法,不可单凭听诊法进行判定[13]。当鼻胃管到达一定深度,为了给予很好的固定,减少患者出现脱管、移位,甚至于患者拔管,可给予"叶"型鼻贴进行固定胃管[14],有鼻肠管时可采用交叉固定并用透明贴将 2 根喂养管固定于同侧脸腮[15]。

三、输注的方式

脑损伤患者输注营养液必须使用肠内营养泵,同时需要床头抬高≥30°,容量从少到多,即首日 500 ml,50 ml/h 肠内输注泵入,尽早(2~5 d)将营养液量逐渐加至 80~100 ml/h 给予全量输注。管道每 4 h、中断营养支持或给予鼻饲口服药物前后,均用 20~30 ml 温水脉冲式冲洗管道 1 次,避免堵塞[3]。输注过程中每日更换营养泵管路,若因患者病情需要持续鼻饲泵入白开水,可采用家属外购的 500 ml 纯净水遵医嘱从营养泵管的"Y"形接口处衔接与肠内营养液一同进行持续泵入,但总量不宜>150 ml。适当减少大体重男性脑损伤患者能量的供给也许能提高患者喂养过程中的耐受性。[16]

四、并发症监测

腹泻:由于管饲喂养过程中的污染,营养液输注量过多、速度过快,高渗营养液引起渗透性腹泻,以及应用抗生素出现的菌群失调等等原因均会导致患者出现腹泻[17]。一旦腹泻发生,极易导致出现失禁性皮炎(IAD),肛周浸渍、破溃,因此肠内营养腹泻造成的 IAD 与 APACHEⅡ评分高、病情严重、吸入高浓度氧、腹泻的天数多有直接的关系[18]。为此,清洁、保湿、保护以及辅助器具的应用,尤其根据失禁频率每 8 h 或 12 h 使用 1 次硅酮敷料,能降低 IAD 发生率[19],并纠正失禁性皮炎[20-21]。

胃潴留:脑损伤患者伴有自主神经系统功能障碍或受并发症、药物治疗副作用影响,易出现胃肠动力不全造成胃潴留[22]。可每 4 h 用注射器抽吸胃内残留液,胃残液>100 ml 时,加用氯普胺、红霉素等胃动力药物或暂停喂养。超过 24 h 仍不能改善时,改为鼻肠管[23]或肠外营养[7]。当抽出的胃残留液>100 ml 时,不建议回输到胃内,因为从鼻胃管回输胃残留液易引起堵管以及并发症的发生[24]。但针对脑损伤患者需要进行持续的胃残留液量的监测,当患者出现肠鸣音减弱、低血压或休克、低 GCS 评分、低钾血症以及高血糖时或者给予患者机械通气、亚低温、镇静等治疗时,需要动态观察胃潴留的发生[22,24],必要时提前给予鼻肠管置入,保证重症患者营养的给予[25]。胃动力药物(红霉素、甲氧氯普胺)可以改善胃肠动力,促进胃排空和改善喂养耐受性[26],对于重症脑损伤患者胃潴留量>100 ml 时,可加用氯普胺、红霉素等药物。

鼻肠管放置:小肠喂养管给予脑损伤合并胃潴留患者,置管成功率为 96.5%,胃潴留改善率为 93.3%,可纠正、改善胃潴留[23]。螺旋形鼻肠管经注气法给予放置,其成功率可达到 96%[27]。采用注气法或者 pH 引导下放置鼻肠管均为盲插放置,不能看到导管的头端位置,因此放置较为困难,目前可采用床旁超声波对重症患者鼻肠管快速定位[28],临床中可联合超声波动态观察管头位置,迅速、准确地将导管置入。

呕吐、腹胀:减慢输注速度和(或)减少输注总量,同时寻找原因和对症处理,是改善患者呕吐、腹胀的措施。必要时给予腹内压的监测(B 级推荐,B 级证据)[14],仍不缓解时改为肠外营养支持[3]。

消化道出血:定时监测胃液 pH 值、血红蛋白水平及粪便隐血,便于早期发现出血情况[29]。还可根据抽吸出血性胃内容物的量给予不同方案的营养支持,当血性胃内残留液<50 ml,可持续喂养;血性胃内残留液在 50~100 ml 时,可间隔 2~4 h,待血性胃内残留液<50 ml 后再继续喂养;血性胃内残留液>100 ml 时,需要暂停 4~8 h,待胃液量<50 ml 后再减速进行营养液喂养[30]或给予肠外营养支持[7]。

便秘:临床上可采用间歇鼻饲输注法[31],首选能全力[32]或者添加益生菌[33]给予鼻饲,也可采用一次性吸痰管吸取开塞露经肛门注入直肠治疗便秘[34]。必要时要补充水分,选用含有不可溶性膳食纤维营养配方,或者采取给予通便药物、低压灌肠等措施,避免肠梗阻的发生。

误吸:临床中可以采用误吸风险评估工具,总分 20 分,当≤10 分时为低度风险,11~16 分时为中度风险,≥17 分为高度风险[21]。其次需要进行胃潴留的监测;气管插管或气管套管气囊压力保持 25~30 cmH_2O,使气道密闭;

胃管插入深度为 55～60 cm,使胃管前端到胃体部或幽门处,食物不易反流;实施肠内营养时,除有禁忌证者以外,均应抬高床头 30°～45°卧位,借助重力作用加速胃排空,防止胃潴留、反流的发生;当出现呕吐、反流时,使患者保持侧卧位,给予气道吸引,暂停鼻饲[35];或者选择应用螺旋形鼻肠管,能有效减少胃内容物反流误吸的风险[36]。

堵管、脱管:导管堵塞,需先抽吸负压,鼻肠管末端连接三通,接空注射器抽吸后关闭三通,保持管腔充盈,通过可口可乐的酸化作用溶解软化堵塞物[37];还可以采用温开水冲管、抽吸、推注碳酸氢钠或可乐碳酸饮料,等待30～60 min,再次重复以上操作(专家共识)。对于烦躁不配合的患者,可按医嘱适当给予镇静剂;对于清醒者应加强宣教及正确使用保护性约束措施,以免意外拔管。

停止管饲喂养:随着病情的逐渐恢复,86%的卒中患者吞咽障碍是暂时而可逆的。当患者的 GCS 评分≥12 分时,可进行洼田饮水试验,评估为 1～2 级时,方可拔除鼻胃管自行进食[10]。

五、推荐意见

1. 神经内科 APACHEⅡ≥10 分的患者适合使用 NRS2002 进行营养风险筛查。(A 级)

2. 洼田饮水试验≥三级或患者病情危重需要直接给予鼻胃管置入。(A 级)

3. 首次置入鼻胃管需要经 X 线确认后方可使用。(A 级)

4. 当管道每 4 h、中断营养支持或给予鼻饲口服药物前后,均用 20～30 ml温水脉冲式冲洗管道 1 次,避免堵塞。(A 级)

5. 适当减少大体重男性脑损伤患者能量的供给也许能提高患者喂养过程中的耐受性。(B 级)

6. 腹泻患者可采用清洁、保湿、保护以及应用辅助器具等措施,尤其根据失禁频率每 8 h 或 12 h 使用 1 次硅酮敷料,能降低 IAD 发生率并纠正失禁性皮炎的发生。(A 级)

7. 胃潴留超过 24 h 仍不能改善时,改为鼻肠管(B 级)或肠外营养支持。(C 级)

8. 当抽出的胃残留液>100 ml 时,不建议回输到胃内,易引起堵管或并发症的发生。(C 级)

9. 胃动力药物(红霉素、甲氧氯普胺)可以改善胃肠动力,促进胃排空和改善喂养耐受性。(A 级)

10. 重症患者可采用床旁超声波对鼻肠管快速定位,可迅速、准确地将导管置入。(B 级)

11. 呕吐、腹胀患者必要时给予腹内压监测（B级），仍不缓解时改为肠外营养支持。（D级）

12. 定时监测胃液 pH 值、血红蛋白水平及粪便隐血，便于早期发现出血情况。（A级）

13. 根据抽吸出血性胃内残留液量的多少给予不同方案营养的支持。（C级）

14. 可采用间歇鼻饲输注法，首选能全力或添加益生菌给予鼻饲，也可采用一次性吸痰管吸取开塞露经肛门注入直肠治疗便秘。（C级）

15. 选择应用螺旋形鼻肠管能有效减少胃内容物反流误吸的风险。（C级）

16. 导管堵塞时，可应用温开水或碳酸氢钠、可乐碳酸饮料进行冲管、抽吸、推注、重复的方法。（专家共识）

17. 当患者的 GCS 评分≥12 分时，可进行洼田饮水试验，评估为 1～2 级时，方可拔除鼻胃管自行进食。（B级）

参考文献

［1］Corrigan M L，Escuro A A，Celestin J，et al. Nutrition in the stroke patient［J］. Nutrition in Clinical Practice，2011，26(3)：242－252.

［2］Hutchinson E，Wilson N. Acute stroke，dysphagia and nutritional support［J］. Br J Community Nurs，2013,18(sup5)：S26－S29.

［3］中华医学会肠外肠内营养学分会神经疾病营养支持学组.神经系统疾病肠内营养支持操作规范共识(2011 版)［J］.中华神经科杂志，2011,44(11)：787－791.

［4］夏小卉,李美娟,孙菊光.欧洲营养风险筛查方法在神经科住院患者中的应用［J］.中华现代护理杂志，2012,18(31)：3767－3769.

［5］李广罡,张美燕,孙玥,等.危重症营养评分在神经系统危重症患者中的应用［J］.肠外与肠内营养，2015,22(5)：261－263.

［6］刘芳,龚立超,杨倩倩,等.重症脑卒中患者临床护理评估与动态监测的护理策略［J］.中国护理管理杂志，2016,16(8)：1115－1119.

［7］中华医学会肠外肠内营养学分会神经疾病营养支持学组.神经系统疾病肠内营养支持操作规范共识(2011 版).中华神经科杂志，2011,44(11)：787－791.

［8］武文娟,碧霞,宋磊,等.洼田饮水试验在急性脑卒中后吞咽障碍患者中的应用价值［J］.上海交通大学学报(医学版)，2016,36(7)：1049－1053.

［9］赵小芸,陈冬琴.发病部位对脑梗死患者吞咽障碍功能的影响［J］.中国实用神经疾病杂志，2015,18(14)：59－60.

［10］魏娜,刘芳.运用两种方法评估脑卒中患者鼻胃管拔除时机［J］.中华现代护理杂志，2012,18(15)：1840－1842.

［11］北京市卫生和计划生育委员会，《老年护理常见风险防控要求》地方标准及编制说明.2015.

［12］杜桦,钟洁,张芒芒.延长鼻胃管置入深度对降低重症脑卒中患者误吸率的作用

[J].中国实用神经疾病杂志.2016,19(15):135-137.

[13] 胡延秋,程云,王银云,等.成人经鼻胃管喂养临床实践指南的构建[J].中华护理杂志,2016,51(2):133-141.

[14] 王永娟,冯红燕,殷传慧."叶"型鼻贴在 ICU 患者鼻胃管固定中的应用[J].中国实用护理杂志,2015,31(20):1520-1522.

[15] 常惠莉,周明辉.留置两根胃管两种固定方法的临床观察[J].中国实用护理杂志,2015,31:103.

[16] 宿英英,曾小雁,姜梦迪,等.重症神经疾病患者肠内营养能量预测目标值与实际供给值比较[J].肠外与肠内营养,2016,23(4):193-197.

[17] 毛春英.ICU 患者肠内营养腹泻的原因及防治体会[J].中国医师杂志,2006,8(5):676-677.

[18] 林朱梅,马盈盈,林丽婷,等.ICU 肠内营养相关性腹泻患者失禁性皮炎危险因素的研究[J].中国实用护理杂志,2016,32(23):1765-1767.

[19] 宋娟,蒋琪霞,王雪妹.不同护理措施预防重症患者失禁相关性皮炎的对比性研究[J].中华护理杂志,2016,51(1):62-65.

[20] 张娜,吴娟.失禁相关性皮炎的护理研究进展[J].中华护理杂志,2012,47(11):1046-1049.

[21] 刘芳,杨莘.神经内科重症护理手册[M].北京:人民卫生出版社,2017:269,297-298.

[22] 张艳,宿英英.重症神经疾病患者肠内营养过程中胃肠动力不全的发生率及影响因素研究[J].中国全科医学,2015,18(13):1537-1540.

[23] 刘芳,魏娜,阮征,等.小肠喂养管在重症脑损伤合并胃潴留患者中的应用效果[J].解放军护理杂志,2013,30(23):72-74.

[24] 王军,吴瑛,鲍月红,等.神经外科重症患者肠内营养合并胃潴留的相关因素分析[J].中国护理管理杂志,2011,11(4):63-66.

[25] 王冉,刘芳,张运周.26 例重症脑梗死患者低温治疗的护理问题及干预[J].护理学报,2013,20(2A):43-44.

[26] Booth C M,Heyland D K,Paterson W C.Gastrointestinal promotility drugs in the critical care setting: a systematic review of the evidence.Crit Care Med,2002,30(7):1429-1435.

[27] 王莹,马洁,惠彩红,等.胃内注气法在鼻肠管置管中的作用[J].天津护理杂志,2010,18(4):219-220.

[28] 张美齐,陈环,张可,等.采用床旁超声波对重症患者鼻肠管快速定位方法的观察[J].中华医学杂志,2016,96(29):2307-2310.

[29] 柏愚,李延青,任旭,等.应激性溃疡防治专家建议(2015 版)[J].中华医学杂志,2015,95(20):1555-1557.

[30] 刘芳,鲍秋媛,牛蕾蕾,等.重症脑损伤并发应激性溃疡出现患者肠内营养支持研究[J].现代护理杂志,2007,13(31):3005-3007.

[31] 韦秀霞,庄一渝,彭剑英.等.间歇鼻饲对重症患者肠内营养效果的Meta分析[J]. 中国实用护理杂志,2015,31(30):2310-2314.

[32] 孙景梅.能全力的应用与护理[J].肠外与肠内营养,2000,17(2):97-98.

[33] 周已焰,熊小伟,董荔,等.早期肠内营养中添加益生菌对重型颅脑损伤患者胃肠道动力障碍和营养状况的影响[J].中华创伤杂志,2013,29(4):320-324.

[34] 杨翠萍,刘晓梅.一次性吸痰管在开塞露治疗脑出血患者便秘的应用[J].现代临床护理,2011,10(9):22-23.

[35] 彭南海,黄迎春.肠外与肠内营养护理学[M].南京:东南大学出版社,2016: 161-162.

[36] 吴樱,杜长虹.鼻胃管和螺旋型鼻肠管在重症颅脑疾病患者中引起返流误吸风险的对比研究[J].护士进修杂志,2014,29(24):2213-2215.

[37] 刘荣婷,游永浩.一种解除螺旋形鼻肠管堵塞的新方法[J].护士进修杂志,2016, 31(22):2074.

第二节 重症患者肠内营养的护理

重症患者的代谢复杂,个体差异大。多数患者存在器官功能障碍和(或)全身炎症反应,机体总体处于高分解代谢状态,能量消耗大。多数情况下患者还伴有代谢紊乱,如蛋白质分解增加、合成减少、血糖升高等。

重症患者营养支持的目的包括:供给细胞代谢所需要的能量与营养底物,维持组织器官结构与功能;通过营养素的药理作用调理代谢紊乱,调节免疫功能,增强机体抗病能力,从而影响疾病的发展与转归;合理的营养支持,减少净蛋白的分解及增加合成,改善潜在和已发生的营养不良状态,防治其并发症;降低营养不良对预后的影响,包括减少感染等并发症的发生率、减少住 ICU 与住院时间(LOS)、降低死亡率、减少医疗花费等。

一、重症患者营养支持的方式

对 17 个 RCT 共 1 241 例患者的 Meta 分析结果显示,小肠内营养和胃内营养组重症患者,VAP 的患病率、机械通气时间和入住 ICU 天数差异均有显著性统计学意义,而 ICU 病死率无统计学差异。证据表明,小肠内营养与胃内营养相比,能降低 VAP 的患病率,缩短机械通气时间和入住 ICU 的天数,而对病死率则无影响[1]。

二、重症患者肠内营养期间胃残余量的监测

Pinilla 等用随机对照研究来验证临床中 GRV 临界值的有效性,发现 GRV 临界值设置在 150 ml 与 250 ml 时,两组患者呕吐、腹泻和 EN 摄入量的比较均无显著性差异[2]。

法国重症护理与脓毒症临床研究小组为了验证"不监测 GRV 不会增加腹泻、反流、呕吐和 VAP 等发生率"的合理性,也开展了一项多中心随机对照研究,将 449 例危重症患者随机分为试验组(不监测 GRV)和对照组(GRV 临界值设置为 250 ml),结果显示试验组患者呕吐的发生率高于对照组,但两组患者 VAP、ICU 获得性感染、腹泻的发生率和机械通气时间、ICU 住院时间、病死率等的差异均无统计学意义[3]。结论认为,ICU 行肠内营养的患者不监测胃残余量会导致发生呕吐的风险增加,而对于其他并发症及 ICU 住院时

间、病死率等无明显影响。

5 个 RCT 共纳入 878 例研究对象的 Meta 分析结果显示,不监测胃残余量患者呕吐、腹胀发生率显著高于常规监测胃残余量患者,而喂养不耐受发生率显著降低(均 $P < 0.01$);不监测胃残余量对肺炎、腹泻、误吸发生率及机械通气时间、住院时间等无影响(均 $P > 0.05$),对营养摄入量有影响。结论认为,ICU 行肠内营养患者不监测胃残余量对其肺炎、误吸及腹泻发生率无明显影响,其呕吐和腹胀发生风险增加,喂养不耐受发生率降低,营养摄入量得到保障[4]。

三、肠内营养期间抽吸出的胃内容物的处理

将 130 名 SICU 危重患者分为回抽胃内容物回输组与丢弃组。回输组回输 < 200 ml 的胃潴留液,丢弃组弃去所有回抽的胃潴留液。结果显示,回输组胃潴留发生率低于丢弃组,差异有统计学意义;两组胃残留量,腹泻、误吸、低血钾发生率差异无统计学意义。本研究结果支持应用肠内护理的危重患者回输胃抽吸液的推荐意见(每次少于 200 ml),因其在不增加严重并发症的情况下能够协助维持胃内容物管理[5]。

四、机械通气患者俯卧位通气期间的肠内营养

71 名机械通气患者早期行鼻肠管肠内营养。其中 37 例为持续仰卧位,34 例为间断俯卧位通气。结果显示,俯卧位通气患者不耐受早期肠内营养,每日营养摄入量低于仰卧位组,呕吐等发生的频率高[6]。

将 72 名机械通气患者分为干预组 38 例,对照组 34 例。干预组在俯卧位通气时逐渐缓慢增加肠内营养喂养量(由 25 ml/h 开始,6 h 内逐渐增加至 85 ml/h),俯卧位时保持头部抬高 25°,第一次翻身即开始给予预防性红霉素静脉输入;肠内营养量从 500 ml/24 h 开始,每天以 500 ml 递增直至 2 000 ml/24 h。结果显示,俯卧位通气时,头部抬高 25°,循序渐进增加喂养量至目标量,以及使用红霉素可促进患者肠内营养的实施[7]。

五、推荐意见

1. 对接受肠内营养的重症患者,应当评估其误吸风险,并主动采取措施以减少误吸与吸入性肺炎的风险。对于误吸风险高的患者,建议改变喂养层级,放置幽门后喂养通路。(B 级)

2. 建议应每日监测 EN 耐受性,避免不恰当的中止 EN。我们建议,患者在接受诊断性检查或操作期间,应当尽可能缩短禁食状态(NPO)的医嘱,以免肠梗阻加重以及营养供给不足。建议避免以胃残余量(GRV)作为独立的

喂养不耐受的判断指标,应结合肠内营养给予的速度、总量以及胃肠道症状,如呕吐、腹胀等,综合评估是否需要减慢或者停止肠内营养,并作为接受 EN 的 ICU 患者常规监测的指标。(B 级)

3. 建议肠内营养期间回抽胃内容物时,回抽量小于 200 ml 时应予以回输,避免营养液和胃液等的丢弃影响总体营养的摄入和体液平衡。(B 级)

4. 俯卧位通气的重症患者实施肠内营养时,建议保持头部抬高 25°、循序渐进增加喂养量至目标量的方式,必要时予以红霉素等胃肠道促动力的药物,以保证患者所需营养的总量及避免呕吐、误吸等并发症。(B 级)

5. 依据专家共识,我们建议采取相应护理措施降低误吸与 VAP 的风险。对于接受 EN 且有气管插管的所有 ICU 患者,床头应抬高 30°～45°,每日 2 次使用氯己定进行口腔护理[8]。(C 级)

6. 根据专家共识,我们建议不要因 ICU 患者发生腹泻而自动中止 EN,而应继续喂养,同时查找腹泻的病因以确定适当的治疗方案[8]。(C 级)

参考文献

[1] 吴华炼,张霞,陈淼,等.小肠内营养与胃内营养对呼吸机相关性肺炎影响的 Meta 分析[J].肠外与肠内营养,2016,23(1):27 – 33.

[2] Pinilla J C,Samphire J,Arnold C,et al. Gastrointestinal tolerance to two enteral feeding protocols in critically ill patients: a prospective, randomized controlled trial[J]. JPEN, 2001,25(2):81 - 86.

[3] Reignier J,Mercier E,Gouge A,et al. Effect of not monitoring residual gastric volume on risk of ventilator-associated pneumonia in adults receiving mechanical ventilation and early enteral feeding:a randomized controlled trial[J]. JAMA,2013, 309(3):249 – 256.

[4] 周松,王建宁,查丽玲,等.不监测胃残留量对 ICU 行肠内营养患者影响的系统评价[J].护理学杂志,2017,32(1):91 – 95.

[5] 王丽娟,陈皎,邹敏.回输胃潴留液对 ICU 危重患者胃残余量及并发症的影响[J].护理研究,2017,31(2):226 – 228.

[6] Reignier J, Thenoz-Jost N, Fiancette M, et al.Early enteral nutrition in mechanically ventilated patients in the prone position[J].Crit Care Med,2004,32(1):94 – 99.

[7] Reignier J,Dimet J,Martin-Lefevre L, et al.Before-after study of a standardized ICU protocol for early enteral feeding in patients turned in the prone position[J].Clin Nutr,2010,29(2):210 – 216.

[8] Taylor B E, McClave S A, Martindale R G,et al.Guidelines for the provision and assessment of nutrition support therapy in the adult critically ill patient: Society of Critical Care Medicine (SCCM) and American Society for Parenteral and Enteral Nutrition (ASPEN)[J]. Crit Care Med,2016,44(2):390 – 438.

第三节　慢性肠功能障碍患者肠内营养的护理

胃肠功能障碍目前临床上仍无统一诊断标准，参照 1992 年美国胸科医师协会和美国危重症医学会（ACCP/SCCM）联席会议制定标准对胃肠功能障碍和 MODS 作出诊断，凡符合下列四项之一可诊断为胃肠功能障碍：① 急性胃肠黏膜病变；② 腹胀，肠蠕动（肠鸣音）减弱；③ 中毒性肠麻痹；④ 出现无结石性胆囊炎。国内黎介寿认为，肠功能障碍的定义应是"肠实质和（或）功能的损害，导致消化、吸收营养和（或）屏障功能发生严重障碍"。

营养支持在肠功能障碍治疗中的意义已被肯定，但其精确作用尚无一致的结论，主要原因是缺乏适当的对照研究以及患者存在个体差异。对于肠功能障碍患者，营养支持的首要目的是改善营养状况，纠正营养不良，通过肠道休息，减少胃肠道分泌，从而缓解临床症状。但肠道休息并不是完全禁食，有效的肠内营养同样可使肠道得到休息，且有利于肠功能恢复。

一、慢性肠功能障碍患者肠内营养的重要性

肠道是维持人体营养、生存的重要器官之一。在日常临床实践中，患者能否耐受肠道饮食是判断肠功能的一个实用标准。但肠道不仅有消化、吸收、蠕动的功能，还有免疫调节、激素分泌、黏膜屏障等功能，所发生的功能问题难以综合归纳，至今对肠功能障碍的诊断标准尚无共识。国内黎介寿[1]认为，肠功能障碍的定义应是"肠实质和（或）功能的损害，导致消化、吸收营养和（或）屏障功能发生严重障碍"；它参与机体应激时机体的病理生理改变，被认为是"机体应激的中心器官""多器官功能障碍的发动机"。肠功能障碍因而可分为三类：解剖组织的缺陷、消化吸收功能障碍、肠黏膜屏障功能障碍。机体免疫功能的正常维持依赖于肠道功能的健全及营养的支持。

目前国际上对于胃肠功能障碍的治疗无论是提供最佳营养支持，还是肠道康复，甚或必要时进行小肠移植，其目的都主要在于恢复肠道功能，尽早实施肠内营养。临床试验证明，此阶段肠内营养的药理作用远大于营养作用，可以提高危重患者的抢救成功率，改善预后。因此胃肠功能障碍的治疗应以恢复胃肠功能作为目标。

对于危重症患者,肠道功能完全丧失时,应尽早实行肠外营养支持;当肠道有功能时(腹胀减轻、肠鸣音改善或恢复),尽早经鼻十二指肠管进行肠内营养,或部分肠外、肠内营养;口服能耐受时尽早口服或经胃管营养。早期肠内营养(EEN)能维持危重患者的肠道黏膜屏障功能,减少肠道细菌移位,从而减少了肠源性感染的机会。1997 年美国胸科医师协会提出了 ICU 患者营养支持指南,明确指出对危重症患者实施肠内营养支持是最佳治疗手段,而且应在条件许可的情况下尽早实施[2];加拿大医学会于 2003 年发布的《机械通气危重病患者营养支持指南》[3];2004 年全球多家危重病、感染和外科学会组织联合制定的《SSC 严重脓毒症与脓毒性休克治疗国际指南》;中华医学会重症医学分会 2006 年提出的《危重患者营养支持指导意见(草案)》[4]都把早期实施肠内营养置于非常重要的位置。它们指出:一旦患者生命体征和内环境稳定,即应开始进行营养支持治疗,并以建立肠内营养为首选。

临床试验表明,凡能遵照指南要求顺利实施肠内营养的患者,其抗生素使用、机械通气及 ICU 停留时间均明显低于肠内营养失败组,其 ICU 病死率也明显降低[5],说明此阶段肠内营养的药理作用要远远大于其营养作用。

研究发现[6],即使是低剂量的肠内营养也能改善脓毒症患者全身、肝脏、肠道黏膜的血供。

研究显示[7-8]只有在与食糜进行直接接触后,肠黏膜细胞才具有增殖动力和活性,肠功能障碍患者肠道休息时无须完全禁食,因为有效的肠内营养同样可使肠道得到休息,且有利于肠功能恢复。肠功能障碍患者经过早期有效复苏(特别是容量复苏)与血流动力学基本稳定,水电解质与酸碱严重失衡得到初步纠正后应及早开始肠内营养。

二、慢性肠功能障碍患者营养支持的护理

慢性肠功能障碍患者肠外营养虽可提供机体蛋白质和热能,但长期禁食状态会导致肠上皮绒毛萎缩、变稀,皱褶变平,肠壁变薄,使肠道屏障的结构受损、功能减退。肠内营养有利于维护肠组织与功能的完整性,增加门静脉血流,防止肠系膜血流减少。一些特殊营养物质,如谷氨酰胺是免疫组织和肠上皮细胞的主要营养物质,能促进肠黏膜增生,其效果已被临床试验和动物实验证实。N-3 脂肪酸能降低细胞因子的产生,有抗感染的作用,膳食纤维能促进肠黏膜的生长。肠外营养护理的重点在加强腔静脉管的护理,防止导管相关败血症;监测血糖或尿糖,观察全身皮肤的变化,及时发现各种代谢并发症。观察每天胃液、肠液的量及腹胀、腹痛和肠鸣音等肠功能改变情况,胃管引流患者 24 h 胃液<500 ml,或胃潴留量<150 ml 预示胃动力的恢复,出现肠鸣音说明肠道功能在恢复。危重患者肠功能的恢复往往早于胃功能的

恢复,一旦肠功能恢复即给予肠内营养[9]。对肠功能恢复而胃动力未恢复或重症胰腺炎患者,可在胃镜辅助下放置鼻十二指肠管或鼻空肠管,肠内营养时更需严密观察患者消化、吸收情况,观察肠内营养过程中并发症的发生,防止喂养管堵塞、脱位;对呼吸机辅助呼吸和意识障碍患者应注意防止误吸;观察有无腹痛、腹胀和腹泻,若有,找出原因,及时调整营养液的配方、浓度、速度、温度和量,保证营养支持的效果[10]。对合并高位肠瘘的患者可行胆汁、肠液回输,加强营养物质的消化、吸收,减少水、电解质的丢失[11]。

三、慢性肠功能障碍患者肠黏膜的营养康复治疗护理

大部分危重患者肠道功能随着病情的改善而逐渐恢复,而一部分患者由于肠道本身的问题(短肠综合征、慢性肠炎、放射性肠损伤),经合理治疗和营养支持仍不能恢复肠功能,可给予营养康复治疗。营养康复治疗是指应用特殊的外源性生长因子,如生长激素(GH)、胰岛素样生长因子1(IGF-1)和特殊营养素[如谷氨酰胺(Gln)、短链脂肪酸(SCFA)或膳食中的可溶性纤维等]诱导肠黏膜的增生、代偿作用,以改善肠蠕动和吸收功能,最终减少或停止肠外营养。护理重点在于保证按时给药,观察有无生长激素引起的血糖升高,患者能否耐受肠内营养,观察大便的性状,有无腹泻、便秘、黏液或脓血便,以了解肠功能恢复情况[12-13]。

四、慢性肠功能障碍患者家庭营养护理

部分伴肠功能严重障碍(肠衰竭)的危重患者,在病情平稳、全身状况改善后,肠道功能并未恢复。往往需要长期的营养支持治疗和护理。家庭治疗因节省费用、并发症少、对日常生活和社会交往影响少而受到患者的欢迎。一旦决定行家庭治疗,护士应对患者及其护理人员进行培训,教会他们如何护理造口、皮肤和各种管道。家庭营养支持(HNS)是最重要的部分,家庭肠外营养(HPN)患者及其护理人员必须熟悉HPN技术和导管相关并发症,如PN液的配制、输注技术、贮存方法以及出现并发症时如何处理等;家庭肠内营养(HEN)患者及其护理人员必须熟悉如何评估喂养管的位置,管道的冲洗、加药方法及如何配制、贮存肠内营养液,如何维持和操作肠内营养泵。对家庭治疗护理的患者应定期进行全身状态尤其是营养状态的评估。许多肠功能障碍(如短肠综合征)的患者经HNS获得很好的效果。因此,严重肠功能障碍的患者HPN是一种必然的趋势[14]。

参考文献

［1］黎介寿.对肠功能障碍的再认识［J］.肠外与肠内营养,2008,15(6):321－322.

［2］Production in association with systemic complications in acute pancreatitis［J］.Br J Surg,1996,83:1071－1075.

［3］Swank G M,Deitch E A. Role of the gut in multiple organ failure:bacterial trans-location and permeability changes［J］.World J Surd,1996, 20(4),411－417.

［4］段美丽,张淑文,王宝恩.中药复方促动胶囊治疗急性胰腺炎患者胃肠运动功能障碍的临床观察［J］.中国中西医结合急救杂志,2004,11(1):36－38.

［5］Jian Z M, Cao J D,Zhu X G, et al.Theimpac to falanyl-glutamineon.

［6］陈震,刘海亮.肠功能障碍的治疗进展.中华医学实践杂志,2007, 6 (5),401－403.

［7］Mazuski J E:.Feeding the injured intestine:enteral nutrition in the critically ill patient. Curr Opin Crit Care,2008,14 (4):432－437.

［8］黎介寿.临床营养支持的发展趋势［J］.肠外与肠内营养,2010,17(1):1－4.

［9］彭南海,邹志英,高勇.危重患者肠功能障碍的认识与护理［J］.医学研究生学报,2014,1(17),92－93.

［10］黎介寿.肠外瘘［M］.北京:人民军医出版社,1995:243－250.

［11］Calicis B, Parc Y, Caplin S, et al. Treatment of postoperative peritonitis of small-bowel origin with continuous enteral nutrition and succus entericus reinfusion［J］. Arch Surg,2002,137(3):296－300.

［12］李宁.肠衰竭的治疗［J］.新消化病学杂志,1997,5(8):477－478.

［13］伍晓汀,黎介寿.肠功能障碍患者的营养［J］.新消化病学杂志,1997,5(12):795－796.

［14］Stokes M A,Almond D J,Pettit S H, et al.Home parenteral nutrition:A review of 100 patient years of treatment in 76 consecutive cases［J］.Br J Surg,1988,75(5):481－483.

第四节　创伤患者的营养支持

　　创伤患者的治疗在生命体征正常、循环恢复、内环境紊乱纠正后便面临营养支持问题。在这类患者的治疗过程中一种倾向是只注重重要脏器的功能维护、循环稳定的维持,而忽视了营养支持的应用,患者得不到及时、足够的营养补充,出现不同程度的蛋白质消耗,影响器官的结构和功能,最终将导致多器官功能衰竭,从而影响到临床治疗效果,甚至导致死亡。

　　营养支持与创伤关系重大,对创伤患者实施科学有效的营养支持与护理,能够保障营养的顺利开展,快速改善患者的营养状态,提高患者的治愈率。

创伤等应激状态机体代谢的特点主要表现为交感神经兴奋性增强、下丘脑-垂体轴活动性增高、高代谢和高分解代谢、高血糖及胰岛素抵抗、负氮平衡加重,常出现营养不良。临床上由于对营养方面的重视程度不够,易使患者免疫力下降,常使原发创伤已得到了基本控制的患者因脏器功能减退,最终发生多器官功能衰竭(MOF)[1]。因此,临床上对营养支持的应用,已成为创伤危重患者不可缺少的重要治疗措施。

一、创伤患者营养的评估

临床上早期常采用血浆蛋白、淋巴细胞绝对值和肱三头肌皮褶厚度等指标进行营养评分,但这些单一的评估指标受机体状态影响较大,不能很好地反应个体营养状态,需结合疾病严重程度、患者个体情况进行综合判断。目前临床上通常参照欧洲肠外肠内营养学会推荐的营养风险筛查(NRS - 2002),以及 2016 年美国肠外肠内营养学会(AEPEN)推荐的危重患者营养风险评分(NUTRIC score)[2]进行营养筛查(表 9 - 1)。

表 9 - 1　NUTRIC score 评分量表

指标	范围	分值	评分
年龄	50 岁以下	0	
	50～70 岁以下	1	
	75 岁及以上	2	
APACHE Ⅱ 评分	15 以下	0	
	15～20 以下	1	
	20～28 以下	2	
	28 及以上	3	
SOFA 评分	6 以下	0	
	6～10 以下	1	
	10 及以上	2	
伴随疾病	0～1 种	0	
	2 种及以上	1	
入院至入 ICU 时间	1 日以下	0	
	1 日及以上	2	
总分			

二、创伤患者营养治疗原则

最好在患者受伤后不久，获得血流动力学稳定和完成复苏后实行全胃肠外营养。在严重受伤的患者中，如果在第 7 天不能成功进行肠道内营养治疗，则必须开始行肠外营养（PN）。在受伤后第 7 天不能耐受其肠道内营养治疗目标比率 50％以上的患者，必须给予 TPN，但在患者能耐受 50％以上肠道内营养治疗时，逐渐减量至完全停止使用。营养治疗原则：

（1）总能量：中度至重度受伤或伤害严重程度评分（ISS）为 25～30 分的患者必须接受根据 Harris-Benedict 方程计算的每日 25～30 kcal/kg 或 120％～140％预计基础能量消耗（BEE）的总能量。患者在危重情况下可早期可采取允许性低热卡方式 15～20 cal/kg 提供机体所需的最低能量[3]。

（2）蛋白质：患者可按照每日 1.2～2.0 g/kg 补充蛋白质[2]，大多数受伤患者每日需要约 1.25 g/kg 的蛋白质。

（3）碳水化合物、脂肪：应激性高血糖在创伤危重患者中发生率很高，简易碳水化合物供能比不超过 60％，脂肪供能低于 25％[4]。

三、创伤患者营养支持途径选择

对于充分复苏、血流动力学状态相对稳定、严重代谢紊乱已纠正的患者，经营养评估后可进行适宜的营养支持。营养支持途径包括 EN 与肠外营养（PN）两类。推荐：① 在肠道功能允许的情况下，首选 EN，并提倡早期开展（24～48 h 内）[5]，以维护肠道屏障功能。② 在考虑耐受及监测再喂养综合征（RS）的前提下增加营养摄入，争取 48～72 h 内达到能量与蛋白目标值的 80％[2]。③ 当 EN 不能满足 60％的总能量和蛋白量需求或者存在重度营养风险时，建议在 7～10 d 后给予补充性肠外营养（SPN）[2]。④ 康复期间，从管饲到口服的过渡阶段或停止管饲的患者，当出现进食不足或伴有咀嚼及吞咽障碍时，可使用口服营养补充（ONS）以达到营养目标、改善患者预后[6]。以下是创伤患者营养途径的选择流程（图 9-1）：

四、创伤患者肠内营养支持的监测与并发症处理

严重创伤可引起各部位及内部脏器的损伤，并发呼吸、循环、神经、消化等功能障碍，创伤应激期内患者免疫功能显著降低。肠内营养可以保护肠道黏膜屏障，改善机体免疫功能，医疗成本也低于肠外营养。

1. 肠内营养制剂的选择

根据患者胃肠功能、并发症等因素综合考虑，可选择不同 EN 制剂。EN 营养制剂又可分为标准型配方和疾病适用型配方[7]。标准型配方适用于大多

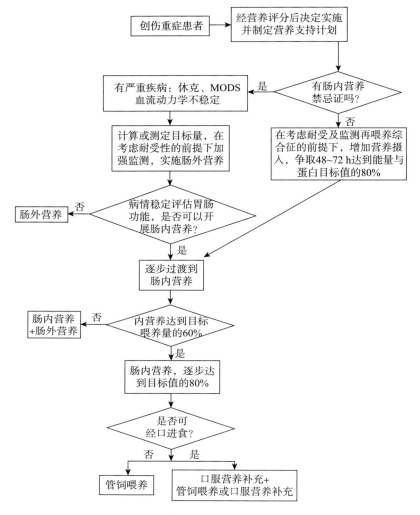

图 9 - 1 创伤患者营养途径的选择流程

数患者,疾病适用型配方适合特殊代谢状态的患者,如对于糖尿病或血糖增高患者,可选用糖尿病适用型配方。肝功能异常患者,建议选择整蛋白配方,肝性脑病的患者建议选择富含支链氨基酸的 EN 配方[8-9]。

2. 营养支持的监测与调整

建议定期监测体重、血糖、血常规、出入量、血浆蛋白、血电解质和肝功能、肾功能、血脂水平。

3. 创伤患者喂养不耐受的原因

(1) 疾病因素:患者的病情会直接影响 EN 的耐受性,由于创伤应激和中枢神经受损,易导致肠道出现胃肠动力不足及肠道吸收功能障碍[10]。颅脑损伤的患者 GCS 评分分值越低,应激反应和中枢受损严重,耐受 EN 所需时间越长,GCS≤8 分是影响患者发生喂养不耐受的危险因素;腹内压(IAP)升高会直接抑制胃肠排空功能和蠕动功能。严重创伤患者早期血管通透性增高、炎性递质释放及大量液体复苏,均可导致 IAP 升高[11]。

(2)创伤患者 EN 开始时间因素:患者长时间禁食或使用全肠外营养,会使肠道处于一种"0 负荷"的"休眠"状态,肠黏膜长期处于缺乏胃肠激素和食物刺激的状态,促使肠道致病菌繁殖、移位,进而引起肠道或全身炎症反应,影响肠道正常的消化和吸收功能。有研究报道,EN 开始时间超过 72 h 是对创伤患者发生喂养不耐受(FI)影响程度最大的危险因素[12],这与欧洲 EN 指南提出的应尽早(3 d 内,甚至 24 h 以内)实施 EN 的推荐意见吻合。告知医护人员应在患者血流动力学稳定且具有 EN 喂养指征的情况下,尽可能早地给予适合剂量的 EN,以保护胃肠屏障功能,促进胃肠蠕动,从而增加患者对 EN 的耐受性。

3. 并发症监测及处理要点

(1)机械性并发症:主要包括喂养管相关的机械性损伤和喂养管堵塞,机械性压疮以鼻部最常见,喂养管堵管与喂养管径、护理质量、导管类型及放置时间有关[13]。针对鼻部常见压疮,临床放置美皮康溃疡贴进行保护性隔离,降低压疮发生率;根据 2009 年美国 EN 指南推荐,每 4 h 冲管一次,采用连续泵喂养 EN 的患者,用 30 ml 温开水正压脉冲式冲管,如留置鼻空肠管,建议 2 h 冲管一次。这种冲管方法可使管腔内的冲洗液形成小漩涡,从而将管腔内的附壁成分冲洗干净。

(2)呼吸系统并发症(误吸、肺部感染):临床肠内营养中最严重的并发症是误吸及肺部感染。对有人工气道的患者,即使是微误吸也会导致呼吸机相关性肺炎的发生[14],因此对于误吸要做到早发现、早预防,以免肺炎的发生。临床上主要预防措施:① 体位管理,保持床头高度 30°～40°,禁忌证除外。② 胃残余量监测,对于通过胃管喂食的患者,每间隔 4 h 监测胃残余量和是否有腹部不适、恶心、呕吐、腹围变化或腹部紧张,评估患者胃肠道耐受能力。每天动态监测患者胃残余量,每 4～6 h 监测胃残余量可以帮助发现患者是否存在误吸风险。积极开展床旁鼻空肠盲插术进行营养支持,对有误吸风险的患者推荐使用空肠喂养。③ 气囊压的护理,保持理想的气囊压力(25～30 mmH$_2$O),并确保在气囊漏气前声门下分泌物能被及时清除,监测气囊压频率为 4 h 一次。

(3)消化系统并发症(恶心、呕吐、腹胀、腹泻、便秘):主要是因有些肠内营养液渗透压过高导致胃潴留,患者产生不耐受。可根据患者的病情选择合适的肠内营养剂,使用营养泵不间断匀速喂养,可缓解恶心、呕吐的症状发生。2016 年 ASPEN 指南指出"不应当把 GRV 作为接受 EN 的 ICU 患者常规监测的指标",迫使对另一项反映胃肠道运动功能的监测手段——腹腔压力的关注越来越多。近年来有研究发现,IAP 水平能反映患者肠道功能和胃肠黏膜受损情况。Cheng[15] 等应用兔实验模型证实,IAP$>$25 cmH_2O,持续$>$6 h,80% 的兔胃肠道器官结构和功能均会受到损害。也有学者研究发现,IAP 较高组患者胃肠道并发症发生率显著高于对照组[16]。因此,监测 IAP 的数值变化可能会有助于减少肠道并发症的发生,仍需要进一步研究探索。

（4）代谢性并发症:创伤危重患者往往在应激状态下糖皮质激素、胰高血糖素、生长激素、儿茶酚胺以及细胞因子分泌增加而产生应激性高血糖,因此血糖控制十分必要,血糖保持在 7.8～10 mmol/L 左右[17]。

五、推荐意见

1. 应用危重患者营养风险评分(NUTRIC score)进行营养筛查。（A 级）

2. 在肠道功能允许的情况下,首选 EN,并提倡早期开展(24～48 h 内)。（A 级）

3. 每 4 h 脉冲式冲管一次,采用连续泵喂养 EN 的患者,用 30 ml 温开水正压脉冲式冲管。（A 级）

4. 留置鼻空肠管,建议 2 h 脉冲式冲管一次。（C 级）

5. 保持床头高度 30°～40°,禁忌证除外。（A 级）

6. 每间隔 4 h 监测胃残余量和是否有腹部不适、恶心、呕吐、腹围变化或腹部紧张,评估患者胃肠道耐受能力。（C 级）

7. 气囊充气后压力维持在 25～30 cmH_2O,监测气囊压频率为 4 h 一次。（A 级）

8. 保持适当的气囊压力,并确保在气囊漏气前声门下分泌物能被及时清除。（C 级）

9. 危重患者营养治疗只有在生命体征平稳(血流动力学、呼吸功能稳定,包括药物、呼吸机等治疗措施控制下)的情况下才能进行。（A 级）

参考文献

[1] 刘保池,李垒,刘立.创伤患者的营养支持[J].中国全科医学,2009,2(12):249 - 251.

[2] Meclave S A,Taylor B E,Martindale R G,et al. Guidelines for the provision and assessment of nutrition support therapy in the adult critically ill patient: Society of Critical Care Medicine (SCCM) and American Society for Parenteral and Enteral Nutrition (ASP-

EN)[J]. JPEN J Parenter Enteral Nutr，2016，40(2):159-211.

　　[3] 中华医学会.临床诊疗指南:肠外肠内营养学分册(2008 版)[M].北京:人民卫生出版社.2008:12.

　　[4] 中华医学会糖尿病学分会,中国医师协会营养医师专业委员会.中国糖尿病医学营养治疗指南(2013)[J].中华糖尿病杂志,2015,7(2):73-88.

　　[5] Shankar B，Daphnee D K，Ramakrishnan N，et al. Feasibility safety，and outcome of very early enteral nutrition in critically ill patients:Results of an observational study[J]. J Crit Care，2015,30(3):473-475.

　　[6] Philipson T J，Snider J T，Lakdawalla D N,et al. Impact of oral nutritional supplementation on hospital outcomes[J]. Am J Manag Care,2013,32(2):S6-S7.

　　[7] 中华医学会肠外肠内营养学分会神经疾病营养支持学组,神经系统疾病肠内营养支持操作规范共识(2011 版)[J].中华神经科杂志,2011,44(11):787-791.

　　[8] Meclave S A，Martindale R G，Vanek W W，et al. Guidelines for the provision and assessment of nutrition support therapy in the adult critically ill patient:Society of Critical Care Medicine(SCCM)and Armerican Society for Parenteral and Enteral Nutrition (ASPEN)[J]. JPEN J Parenter Enteral Nutr，2009，33(3):277-316.

　　[9] Plauth M，Cabre E，Riggio O，et al. ESPEN Guidelines on enteral nutrition:liver disease[J]. Clin Nutr，2006,25(2):285-294.

　　[10] Min T,Jingci Z，Huahua Y. Enteral nutrition in patients with se-vere traumatic brain injury:reasons for intolerance and medica management[J]. British Joumal of Neuro Surgery，2011，25(1):2-8.

　　[11] 李磊,沈梅,芬凌芳,等.重型颅脑外伤患者早期肠内营养不耐受的多因素分析[J].护士进修杂志,2012,27(20):1832-1835.

　　[12] 王婷,许磊,朱京慈.创伤后肠内营养喂养不耐受的影响分析[J].重庆医科大学学报,2016,41(3):274-277.

　　[13] 蔡威.临床营养学[M].上海:复旦大学出版社,2012:1-332.

　　[14] 缪静波,冯琦蔚,王佩珍,等.三种不同呼吸道湿化方法对呼吸机相关性肺炎发生率的影响[J].解放军护理杂志,2009,26(3B):5-8.

　　[15] Cheng J，Wei Z,Liu X,et al.The role of intestinal mucosa injury induced by intra-abdominal hypertension in the development of abdominal compartment syndrome and multiple organ dysfunction syndrome[J].Critical Care,2013,17(6):R283.

　　[16] 黄庆萍,肖端偶,夏晓,等.应用腹内压监测对严重多发伤患者早期肠空肠营养并发症的观察[J].中国医学创新,2014,11(3):210-223.

　　[17] American Diabetes Association. Diabetes Care in the Hospital [J]. Diabetes Care，2016，39(Suppl 1)：S99-S104.

第五节 成人烧伤患者营养支持治疗实施与评价指南

> 烧伤是机体遭受热力、电、化学物质、放射线等所导致的组织损伤,是研究创伤应激和营养代谢的典型模型。随着烧伤面积和深度的增加,机体代谢反应和能耗也相应增加。大面积严重烧伤不仅可使皮肤全层受到损害,还会造成机体严重的应激反应,增加能量消耗;同时,创面的修复往往需要更多的营养补充。因此,营养支持贯穿于整个烧伤的临床过程中,成为烧伤治疗的重要组成部分。

一、背景

烧伤是一种创伤,烧伤患者的代谢反应从本质上来说与创伤相似,严重烧伤导致高代谢反应,其代谢率可达正常值的 200%,较其他疾病、创伤引起的代谢反应更为持久、更为严重[1]。烧伤应激、缺血缺氧、感染、胃肠道功能紊乱和全身炎症反应失控等各种病理生理过程引起高代谢反应的严重程度取决于总烧伤面积(TBSA)、体重、年龄和从烧伤到切除焦痂的时间等[2],贯穿于整个病程,可能会危及生命。营养与代谢关系最为密切,营养供给不仅能为机体提供代谢底物,对调控烧伤后高代谢也具有非常重要的作用[3]。研究表明,恰当的营养支持有助于减少住院时间,降低死亡率[4-5]。对危重病患者实施营养支持有助于维持肠屏障功能[6],预防细菌移位[7],保护肠黏膜的完整性[8],更加证实及时提供营养支持是至关重要的。2016 年 3 月,美国胃肠病学院(ACG)发布了成人住院患者营养治疗指南,共提出 38 条推荐意见,内容涉及营养治疗的适应证、营养评估、肠内营养、肠外营养、临终营养治疗等,为成人住院患者提供最佳营养治疗方案[9]。2016 年 1 月,危重症协会(SCCM)和美国肠外与肠内营养协会(ASPEN)总结近年来的研究,相对于 2009 版的指南进行了修订更新,详细阐述了重症患者营养支持治疗的评估、启动时机、制剂选择等,形成了《SCCM 和 ASPEN 成人重症患者营养支持疗法实施与评定指南》[10]。欧洲、加拿大在近几年也不断有住院患者的营养支持治疗指南问世,在此不再一一赘述。这些指南都同样适用于轻中重度烧伤患者,有助于烧伤患者临床营养的规范化应用。然而,由于严重烧伤患者的伤后持续性高代谢特点和严重烧伤疾病诊治特殊的医学特征,使得现有的常规营养支持治疗方法并不能完全适用于该部分患者。在此借鉴国外烧伤患者营养支持治疗相关指南,收集文献资料、研究讨论,制订了针对成人烧伤患者的营养支持治疗实施与评价指南。

二、证据来源

烧伤隶属于创伤和损伤,国外一级数据主要来源于 Medline 数据库中有关烧伤和营养支持治疗的临床随机对照试验。二级数据库中烧伤营养支持治疗方面相关的指南有:

1. 国际烧伤学会(ISBI)于 2016 年发表在《烧伤》杂志上的《烧伤护理实践指南》,包括 17 个大部分,其中第 12 部分是营养支持方面的,本文参考了这部分指南内容。

2. 2016 年美国重症医学会(SCCM)和美国肠外肠内营养学会(ASPEN)发布了《SCCM 和 ASPEN 成人重症患者营养支持疗法实施与评定指南》,其中涉及烧伤内容,本节选取了这部分内容。

3. 2013 年《临床营养》杂志发表欧洲肠外肠内营养学会(ESPEN)制定的《大面积烧伤营养治疗》指南。

4. 美国《烧伤》杂志发表《急性烧伤患者的营养支持指南》,在 2012 年评估了肠外营养和肠内营养协会(SCCM/ASPEN)对于该指南的推荐意见是否一致。

国内的证据则主要来源于大量的临床随机对照试验和类实验研究。

2016 年 3 月美国胃肠病学会(ACG)Stephen A. McClave 等研究者在美国胃肠病学杂志上发布了最新的住院成年患者营养支持指南,指南对患者的营养支持方式选择、营养支持途径的建立以及营养制剂的选择等方面做了进一步的更新与推荐。

三、营养评估

合理评估危重患者伤后营养状态进而给予恰当的目标能量供应可减少伤后并发症的出现,提高患者长期生存率[11]。高效且精准地进行营养风险筛查对营养支持治疗方案的制定至关重要。所有烧伤患者入院后应该立即完成包括病史、体征等内容的营养状况初筛,这是所有营养治疗的第一步[17]。

严重烧伤后机体出现蛋白质分解、糖原异生和脂肪动员增强,体内大量营养储备被动员,加上营养摄入量相对不足、消化道吸收和利用功能差、创面存在等因素,患者常发生营养不良[12]。由于烧伤患者体表皮肤损伤面积大、创面渗出液多和手术等因素,使得严重烧伤患者营养代谢具有高度特异性,因此目前常用的营养不良状况评价方法,如主观全面评估法(subjective global assessment,SGA)、营养风险筛查法(nutritional risk screening 2002,

NRS2002)等,常难以适用。

靳云云结合烧伤本身的特点,将烧伤面积及深度融入 NRS2002 筛查表的疾病相关评分中,形成改良版营养风险筛查工具 NRS2002。这样既考虑到烧伤因素对患者营养状态的影响,同时兼顾患者的原发疾病、近期的体重变化、体质指数及年龄等对营养状态影响的严重程度,从而更全面地评估烧伤患者的营养状态,进而指导营养治疗,改善烧伤患者的预后[13]。

四、营养需求

严重烧伤患者伤后机体存在持续的高分解状态,能量及蛋白质消耗巨大,成人每日的失氮量可高达 30～40 g,连续的营养监测和准确的营养评估对烧伤患者的营养支持和后续综合诊治十分重要。目前能量及蛋白质消耗的测定仍是严重烧伤患者营养治疗中的一大难题。欧洲肠内与肠外营养学会(Europe society for parenteral and enteral nutrition,ESPEN)推荐成人烧伤使用 Toronto 公式[14]。但此公式运算较复杂,且我国人种、体质、饮食结构等与欧洲各国相比具有显著的差异,因此该公式并不适用于我国严重烧伤患者伤后能耗的估算。Dickerson 等对比了 46 种估算烧伤能耗的公式计算方案认为,第三军医大学公式、Zawachi 公式和 Milner 公式计算方案最确切,产生偏倚较小,计算值比较接近用代谢车测得的静息能量消耗量[15]。目前关于烧伤后能量需要量的计算公式尚无标准,第三军医大学烧伤后热能需要量计算公式仍是我国烧伤患者补充热能需要量的主要参考依据[16]。

2016 年 8 月,国际烧伤学会官方期刊《烧伤》发布的《烧伤护理实践指南》中明确指出,能量需求应根据采用烧伤面积大小、年龄、体重等变量的公式进行估算[17]。烧伤面积＞20％TBSA(total body surface area)的患者,能量消耗由机体损伤程度、活动水平和感染发生率决定。研究显示,对于大面积烧伤(50％以上至 60％TBSA),如果早期没有清除焦痂,则基础代谢率(BMR)将翻倍;即使采用积极的外科手术方法早期封闭伤口,BMR 仍然会显著升高至 170％。尽管烧伤后会不可避免地发生体重减轻,但仍然要通过加强对烧伤患者的照护,尽可能降低患者体重下降的程度。这需要持续评估患者营养状况,包括每天评估患者热量需求量,每周至少常规测量患者体重两次。

2016 年《烧伤护理实践指南》[17]中对烧伤患者蛋白质的需求做了说明,对于烧伤面积超过其体表面积 20％的患者,应采用高蛋白质饮食并提供足够热卡以满足能量需求。成人每日应接受蛋白质 1.5～2 g/kg,儿童每日应接受蛋白质 3 g/kg。

五、营养支持的时机和途径

1. 营养支持的时机:应在康复早期提供营养支持。

烧伤患者的营养支持的重要性并不总是被认可。大面积烧伤患者（＞40％TBSA）如果没有因为感染等并发症而死亡,将不可避免营养不良对其的有害影响[18]。

2. 肠内营养支持应优先于肠外营养支持。

六、推荐意见[17]

1. 应在康复早期提供营养支持。

2. 肠内营养支持应优先于肠外营养支持。

3. 应尽快启动常规口服饮食或肠内喂养。

4. 对于烧伤面积超过其体表面积20％的患者,应采用高蛋白质饮食并提供足够热卡以满足能量需求。成人每日应接受蛋白质1.5～2 g/kg,儿童每日应接受蛋白质3 g/kg。

5. 能量需求应根据采用烧伤面积大小、年龄、体重等变量的公式进行估算。

参考文献

[1] Goodall M, Stone C, Haynes B W. Urinary output of adrenaline and noradrenaline in severe thermal burns[J]. Ann Surg 1957,145(4):479 - 487.

[2] Hart D, Wolf S, Chinkes D, et al. Determinants of skeletal muscle catabolism after severe burn[J]. Ann Surg 2000,232(4):455 - 465.

[3] Saffle J R, Graves C. Nutritional support of the burned patient[M]. Total burn care. Philadelphia: WB Saunders Co.,2007:398 - 399.

[4] Roberts S, Kennerly D, Keane D, et al. Nutrition support in the intensive care: unit adequacy, timelines, and outcomes[J]. Crit Care Nurse 2003,23(6):49 - 57.

[5] Kattelmann K, Hise M, Russel M, et al, Preliminary evidence for a medical nutrition therapy protocol: enteral feedings for critically ill patients[J]. J Am Diet Assoc, 2006,106:226 - 1241.

[6] Saito H, Trocki O, Alexander J W, et al. The effect of route of nutrient administration on the nutritional state, catabolic hormone secretion, and gut mucosal integrity after burn injury[J]. JPEN,1987,11:1 - 7.

[7] Maejima K, Deitch E A, Berg R. Promotion by burn stress of the translocation of bacteria from the gastrointestinal tracts of mice[J]. Arch Surg,1984,119:166 - 72.

[8] Peng Y, Yuan Z, Xiao G. Effects of early enteral feeding on the prevention of enterogenic infection in severely burned patients[J]. Burns,2001,27:145 - 149.

[9] Mcclave S A, Dibaise J K, Mullin G E, et al. ACG clinical guideline: nutrition therapy in the adult hospitalized patient[J]. American Journal of Gastroenterology, 2016, 111 (3):315 - 334.

［10］McClave S A，Taylor B E，Martindale R G，et al. Guidelines for the provision and assessment of nutrition support therapy in the adult critically ill patient：Society of Critical Care Medicine（SCCM）and American Society for Parenteral and Enteral Nutrition （ASPEN)［J］. JPEN，2016，40(2)：159－211.

［11］刘朝晖,苏磊,廖银光,等.脓毒症患者营养目标摄入对临床预后影响的前瞻性随机对照研究［J］.中华危重病急救医学,2014,26(03):131－134.

［12］汪仕良.我国烧伤代谢营养研究［J］.中华烧伤杂志,2008,24(05):396－399.

［13］靳云云.运用改良的营养风险筛查工具指导烧伤患者营养治疗的回顾性调查 ［D］.杭州：浙江大学,2015.

［14］Rousseau A F,Losser M R,Ichai C,et al.ESPEN endorsed recommendations: nutritional therapy in major burns［J］.Clin Nutr,2013,32(4):497－502.

［15］Dickerson R N,Gervasio J M,Riley M L,et al.Accuracy of predictive methods to estimate resting energy expenditure of thermally-injured patients［J］. JPEN,2002,26(1):17 －29.

［16］彭曦.重症烧伤患者能量消耗与需求平衡:值得深入研究的问题［J］.中华烧伤杂志,2013,29(04):331－334.

［17］ISBI Practice Guidelines Committee. ISBI Practice Guidelines for Burn Care［J］. Burns，2016,42(5):953－1021.

［18］Newsome T W，Mason A D，Pruitt B A. Weight loss following thermal injury ［J］. Ann Surg，1973，178:215－217.

第十章　肠内营养相关并发症的预防和护理

第一节　肠内营养管饲预防堵管的护理

近年来,肠外营养(PN)的长期应用可导致静脉的损害,肠黏膜萎缩、肠道形态和功能异常以及机体免疫功能障碍等问题,而肠内营养(EN)由于更符合生理,在临床应用中越来越受到重视。肠内营养是指经胃肠道,包括经口或者喂养管,提供维持人体代谢所需要的营养素的一种方法。有效的肠内营养可以维持肠道完整性,避免肠道菌群移位,降低感染发生率[1],且方法灵活、监护方便、安全经济,早已广泛应用于危重患者的临床营养支持治疗中。

肠内营养支持途径分为口服和管饲两种,管饲途径常用的有鼻胃/空肠管、空肠造瘘管、经皮内镜下胃造口术、经皮内镜下空肠造口术等。做好营养管的护理,保证营养管的通畅是肠内营养实施的重要环节,对改善患者的营养状况,减少术后并发症,促进患者快速康复有重要意义。一旦堵管不能再通,需重新置管,对患者造成再次置管的痛苦和经济负担,还可能延误和加重病情,延长住院时间。

一、证据

1. 发生率

营养管堵塞是肠内营养最常见的机械性并发症,据报道,国外肠内营养管堵塞的发生率为 6%～10%[2],国内发生率高达 62.9%[3]。近年文献有报道堵管的发生率为 8.7%～25.6%[4]。

2. 堵管原因

堵管的原因包括以下四类。

(1) 物品因素:① 营养管管道长,管径较细,长时间持续输注可使营养液黏附于管壁上,造成堵管。② 营养管留置时间过长。③ 管道固定不妥,扭曲打折,移位。④ 未用专用肠内营养输注泵,速度不均造成营养液淤积堵塞。

（2）营养液因素：① 营养液浓度大，过于黏稠。② 输注速度过慢，导致营养液蓄积。③ 营养液加热后导致蛋白类物质凝固。④ 手工自制匀浆膳未充分碾磨。⑤ 营养液内加入药物，药物未充分溶解或者与营养液存在配伍禁忌。

（3）人为因素：① 护士因素：未掌握正确冲管手法；未按时间要求及时冲管；未在推注药物时注意配伍禁忌；未及时于给药前后冲管。② 医生因素：给予肠内营养医嘱时，未考虑管径的粗细；未考虑药物配伍禁忌；未考虑黏稠度。③ 患者因素：患者肠功能弱造成营养液反流堵管；患者因腹胀等因素随时停止或者减慢肠内营养滴注速度；患者活动时管道打折或频繁咳嗽时造成肠内管道反折；未取合适体位造成反流。

（4）国外有蛔虫堵管的个案报道：关于肠内营养管堵管的原因，多位学者进行了一系列研究：

2003年，Stroud等[5]指出经鼻空肠营养管输注营养液过于黏稠，灌入不合适的药物及食物，使营养液、药物或食物囤积于管壁内侧，或由于药物、食物的混合液凝固，造成营养液滴速过慢使鼻空肠营养管堵管。

2011年，李剑慧[6]通过对2009年6月至2010年10月上报的29例护理不良事件（其中包括营养管堵塞7例）进行原因分析，指出常见营养管堵塞的原因：管道欠通畅、血块堵塞、食物堵塞、营养管扭曲、未及时冲管、注入糖衣药物及在同一处使用加热棒持续加热。

2012年，屠莉[7]对2010年9月至2011年9月对45例行肠内营养患者通过临床观察和护理，分析肠内营养鼻肠管堵塞的危险因素。分析发现营养管堵管的危险因素有：营养管存在管径细、管道长的结构性因素；营养液过于黏稠、输注速度过慢；管道打折等机械性因素。

2013年，梁桂珍[8]等对2009年1月至2012年8月留置喂养管予肠内营养支持1~4周住院患者985例进行分析，其中出现喂养管堵塞101例，根据肠内营养（EN）支持中营养液输注方法、经导管用药、肠内营养制剂特点列表进行对比分析。研究指出：使用重力滴注较喂养泵控速喂养管容易堵塞；喂养管注入药物较未注入药物容易堵塞；在肠内营养制剂特点中，高浓度较低浓度、含纤维素成分较非含纤维素成分均容易堵塞。因此在肠内营养支持中应尽量使用喂养泵控速，避免喂养管注入药物，使用高浓度、含纤维素成分、高黏度营养液时注意保持喂养管通畅，以预防喂养管堵塞。

2014年，肖秋媚[9]等在鼻饲肠内营养老年患者预防堵管的循证护理中指出，以下因素容易导致堵管：① 营养液过于黏稠或输注速度变化；② 管道扭曲、反折；③ 健康宣教不到位；④ 未及时冲管及巡视观察；⑤ 经鼻肠管给予某些食物与药物之间发生反应，或碎片黏附、凝固于管腔。

2015 年,孟海艳[10]等通过回顾性分析 37 例急性胰腺炎行鼻肠管肠内营养的临床资料,旨在分析鼻肠管堵管的危险因素。研究显示:鼻肠管打折、营养液阻塞是鼻肠管堵塞常见原因。同年,刘艳[11]等在结合相关文献回顾的基础上指出堵管是鼻空肠营养管非计划性拔管的主要原因。造成堵管的因素有输注营养液、药物的因素,鼻空肠营养管本身细、长的因素,护士本身因素,机械因素等。

3. 堵管预防

(1) 选择合适的营养管:有研究认为大号管径更不易发生堵管,Powell[12]等采用 10 Fr 管径营养管对患者进行管饲结果发现,相比于采用 8 Fr 管径营养管的患者,堵管率从 66％ 下降到 7.6％。但 Mathus-Vliegen[13]等却认为不一定管径更大就不易堵管,1.05 cm 管径组患者并未显得比 1.25 cm 和 1.45 cm 组堵管率更高。因此,肖秋媚[9]等指出,应根据患者的病情及老年患者对管道的耐受度,选择合适型号的鼻饲管,加强对管道的维护。

2014 年,陈丽晓[14]等统计了 2012 年 2 月至 2012 年 7 月通过管饲肠内营养的患者 120 例,对其中 16 例肠内营养管堵管的病例分析指出:对于无法或禁忌经口进食的患者,可依据患者疾病情况、胃肠道结构与功能情况、需要 EN 支持时间的长短等因素综合考虑,选择合理的 EN 支持途径、合适型号的管道,以防止堵管的发生。

沈小琴[15]等在鼻空肠营养管与普通胃管的对比分析中发现,置空肠营养管患者发生食物反流及堵管的概率明显减少,肺部感染率大大降低,在病情需要及经济条件允许的情况下,置空肠营养管较有利于患者。

(2) 选择合适的营养液:2011 年,张东霞等[16]用瑞代作为营养液泵入 100％ 发生堵管,因其含有膳食纤维且分子量大、黏稠度高,相比要素制剂容易发生堵管。添加水果、蔬菜的匀浆制剂因颗粒大,也可增加肠内营养制剂的黏稠度,增加堵管概率。

2013 年,肖秋媚[17]等将 60 例长期鼻饲老年患者随机分成观察组(30 例)和对照组(30 例),分别使用自制的匀浆膳和肠内营养混悬液(能全力)进行鼻饲,两组均每 4 周更换硅胶胃管 1 次。比较不同营养液对胃管前端颜色、弹性、硬度的变化。结果显示自制匀浆膳较肠内营养混悬液导致鼻胃管硬化程度加重。

陈丽晓[14]等对 120 例管饲肠内营养的患者分析指出尽量选择同类中浓度较低的产品,若必须输注浓度高的营养液(如能全力),可用生理盐水或灭菌纯化水稀释浓度进行输注;使用前应充分摇匀,使用中发现沉淀也应立即摇匀,在低速使用时更要加强冲管。原则上禁止药物与产品化营养液混合使用,以免破坏其理化性质的稳定性,造成营养液的凝结。若必须管饲药物,要做到片剂完全碾碎,粉剂完全溶解,根据药物酸碱性质选择合适溶剂;中药用双层纱布多次过滤确保无渣,单独管饲并增加冲管频率和液量。

2015年,陈文秀[18]等指出护士在关注管路的同时也应该关注营养液的选择,如果营养液为黏稠度高、颗粒大的物质,可以适当延长冲管时间,增加冲管频率。

(3)使用肠内营养泵注入:梁桂珍[8]等对101喂养管堵管的病例进行对比分析,研究显示:使用重力滴注较输注泵控速输注更容易堵管,而输注方式较药物、EN类型、营养液浓度更易影响喂养管的堵管率。

2010年,Piciucchi[19]等研究提到,要有效预防营养管的堵塞,输注营养液时最好选择输注泵,根据患者病情变化和医嘱,使用肠内营养泵在恒温下稳定、匀速输入稳定浓度的营养液。张玉兰[4]等研究也证实了该观点。

2014年赵辉[20]等将68例胃癌术后患者随机分为观察组及对照组,每组34例,所有患者均于术后20 h开始给予肠内营养,观察组采用营养泵、加温器给予肠内营养液,对照组选用常规重力输注法。研究显示:胃癌术后应用营养泵及加温器经营养管持续泵入恒温的营养液较重力滴入营养液可减少胃肠道并发症、营养管堵管及血糖代谢紊乱的发生,具备一定的可行性。

(4)正确注入药物:药物碾磨不充分,未充分稀释,或者药物与营养液有配伍禁忌时均易导致药物黏附于营养管管壁,增加堵管概率。

2010年,刘素娥[21]等通过统计30例食管癌术后留置十二指肠营养管患者堵管情况,记录堵管时泵注方法、泵注速度、置管时间、注入药物的种类,并进行分析。研究显示,注入不同药物发生堵管的概率存在差异,注入糖衣片或肠溶片时发生堵管概率高于注入普通药物时。

2012年,屠莉[7]在其ICU患者鼻肠管肠内营养堵管的原因分析及防范措施中指出饲入的药物要充分磨碎,分开注入,以免发生配伍禁忌;禁止经鼻肠管直接注入颗粒状、糖衣类药物,应尽量调制成液体状;注入的药物应碾碎充分溶解后注入,并在注药后用温开水20 ml冲洗管腔,以预防药物和营养液在管腔内凝结成块造成堵塞;不可将不同的药物混合,或与配方饮食混合灌注,以免形成凝块。

徐涟[22]等在其研究中指出,对120例行鼻饲的老年患者尽量使用液状药物,固体药物要充分研磨或溶解,注意配伍禁忌,分开注射;管饲食物颗粒应小,制作精细,搅碎调匀;注射药物后用温开水30~50 ml冲洗管道,以防止药物和营养液在管腔壁凝结成堵塞块。

(5)定期更换喂养管:Rucart等[23]建议聚氨酯材料的鼻空肠营养管留置最长时间不超过4周,硅胶管材质的鼻空肠营养管留置最长时间不超过6周。Belknap[24]等指出放置时间越长,堵管概率越高,定期更换喂养管可有效预防这一并发症的发生。

刘素娥[21]在食管癌术后行鼻肠营养管治疗的研究中指出置管时间超过12天时,堵管概率明显增加。

（6）正确的冲管方式:关于冲管频率;梁桂珍[25]等通过回顾性分析2003年1月至2014年12月241例留置空肠营养管予肠内营养的患者,按喂养管每天冲管频率分组为q24h、q12h、q8h、q4h,分析喂养管冲管频率对喂养管堵塞率的影响。结果显示增加喂养管冲管频率可降低喂养管堵塞率,对于喂养管需要留置时间较长的患者尤为重要,q4h冲管方式可作为推荐的冲管频率。

关于冲管方式:2012年唐仰璇[26]等通过对将鼻空肠营养管行肠内营养的23例患者随机分成观察组13例和对照组10例,观察组采用脉冲式冲洗营养管;对照组采用直冲式冲洗营养管。进行对比研究后显示脉冲式冲管方法可有力地冲洗黏附在导管壁上的内容物,有效减少营养管阻塞,使肠内营养能够顺利进行。赖天为[27]等通过将80例留置液囊空肠导管的患者随机分为两组各40例,对照组正压冲管,实验组负压加脉冲式冲管——连接液囊空肠导管后轻轻回抽1～2次,使注射器及液囊空肠导管内产生负压后,用脉冲式向管内推注。对比研究显示,采用负压加脉冲式冲管可减少液囊空肠导管的堵塞、移位及患者误吸。

关于冲管液性质:梁桂珍[28]等通过将300例患者分为研究组、对照1组和对照2组,在常规喂养管维护下,研究组采用40～42 ℃温开水 30～50 ml脉冲式冲管方式;对照1组采用40～42 ℃温开水 30～50 ml,正压冲管方式;对照2组采用常温等渗盐水 30～50 ml,正压冲管方式。比较各组喂养管堵管率的差异后发现在EN支持中,喂养管采用40～42 ℃温开水脉冲式冲管的堵管率低于正压冲管,更低于常温下的等渗盐水正压冲管。脉冲式冲管有利于液体在管腔内形成漩涡,有利于冲净管腔内残留的营养液。使用40～42 ℃温开水冲管可使液体中的分子热运动增强,分子间黏滞作用减弱,同时也促进分子运动,从而使液体黏度降低,减少营养液中成分在管腔内壁的沉积。

（7）营养液的输注速度:临床上外科术后患者多因胃肠功能弱,肠内营养输注速度缓慢,导致喂养管堵管的概率增加。有病例报告认为,需给予较快的泵注速度(维持速度>50 ml/h)能减少堵管发生。彭苹[29]等研究证明输注液体>50 ml/L,对营养管施加恒定的压力,使营养液在管内保持流动状态,不易导致堵管。刘素娥[21]在其研究中也支持这一观点。

（8）关于加热棒的使用:为了保证营养液39～41 ℃的温度以减少患者腹部不适,临床输注营养液时会使用加热棒加热,但加热棒长时间在同一位置加热易导致营养液变性凝固,造成管路堵塞。陈文秀[18]在其研究中陈述了此观点。

（9）正确封管：史晓娜[30]的研究中指出，营养液输注完毕，采用米曲菌胰酶封管可有效减少堵管的发生。

梁翠琼[31]等在营养液输注结束后先用温开水冲洗营养管，然后注入5％碳酸氢钠溶液10 ml，封闭营养管末端，每天1次，也取得良好效果。

王丽[32]等将68例留置肠内营养管需注食注药的患者分为实验组和对照组，对照组q8h采用注射器或冲洗器抽吸生理盐水20 ml推注冲洗营养管，实验组在q8h应用生理盐水20 ml冲洗后，再予石蜡油10 ml脉冲式推注冲洗营养管，观察两种方法预防营养管堵管的效果。结果显示，应用石蜡油脉冲式冲管能有效预防营养管阻塞。

（10）避免配伍禁忌：临床上使用EN制剂较多，根据患者疾病的不同发展阶段和胃肠道耐受情况，常常进行营养制剂的调整和过渡。但张海燕[33]等临床实验证明，短肽类EN制剂和整蛋白类EN制剂存在配伍禁忌。建议在使用2种或2种以上类型的EN制剂时，每一种EN制剂输注结束时都应用温开水30 ml冲洗喂养管，方能输注另一种制剂。

（11）加强宣教：国外一项调查显示，行EN治疗时只有5％～43％的护士在给药前后冲管，只有32％～51％的护士将药物分开给药[34]。因此应该加强护士规范操作的理念。同时加强对患者及家属的宣教，指导患者养成检查喂养管是否打折的习惯；加强患者对肠内营养重要性的认识；完善患者对疼痛、腹胀的管理，减少患者因不适导致EN输注暂停或者减慢，增加堵管的风险。

4. 堵管处理

堵管发生时，可通过物理法（揉搓加负压抽吸法、导丝疏通法）和化学法（5％碳酸氢钠、消化酶、可口可乐、食醋等脉冲式反复冲管）进行疏通。无法疏通时，可给予拔管重置。

梁翠琼[31]等选取66例患者分为对照组（使用温开水处理堵管）、实验组（使用5％碳酸氢钠处理堵管），结果显示应用5％碳酸氢钠处理喂养管堵管是行之有效的方法。

张磊娜[35]等对20例喂养管堵管患者使用1 ml注射器向营养管内注入1 ml食醋，反复2～3次注入后，正负压交替脉冲式冲洗管道，20例全部疏通。

吴晓芳[36]等在研究中使用静脉延长管插入营养管内有阻力处，后用温水自延长管注入冲洗营养管管腔，取得良好效果。

黄娇英[37]用5.3～10.6 kPa的负压吸引和冲洗相结合的方式，有效解决堵管问题。王丽等[38]使用1 ml注射器抽吸38～40 ℃医用液状石蜡1 ml，以逐渐加压脉冲式推注方法冲洗营养管，应用此方法使12例堵管患者营养管有效再通，保障肠内营养的输入。

二、推荐意见

1. 物品因素预防

（1）营养管道的选择：应依据患者疾病情况、胃肠道结构与功能情况、需要 EN 支持时间的长短等因素综合考虑选择合理的 EN 支持途径、合适型号的管道，可以防止堵管的发生。

（2）置管时间：聚氨酯类导管留置时间<4 周，硅胶管类导管留置时间<6 周；应定期更换喂养管，若长期不更换导管，容易增加堵管概率。

（3）妥善固定导管，避免扭曲打折，预防机械性堵管因素。

（4）使用专用肠内泵控速输注，避免速度不均匀导致的营养液蓄积。

2. 营养液因素预防

（1）营养液的选择：应尽量选择同类中浓度及黏稠度较低的营养液，并结合置管的类型及特点选择合适的营养液。若必须选择黏稠度大、浓度大的营养液时，须充分摇匀，并加大冲洗的频率和液量。或可予黏稠营养液内加入充分碾碎的多酶片，使营养液变稀薄，易于滴注。

（2）营养液输注速度：在患者胃肠功能允许的情况下，维持输注速度在 50 ml/L 以上可降低堵管概率。

（3）尽量不使用加热棒，若必须使用，应 4～6 h 更换一次加热位置，避免同一位置持续加热致营养物质变性凝固堵塞管道。

（4）手工自制匀浆膳时，应该充分碾磨，并双层纱布过滤，确保无渣方可输注。

（5）药物注入：喂养管注入药物应尽量选择液态药物，注意配伍禁忌。如果注入固体药物，尤其是糖衣类药物和肠溶片，应该充分碾磨，并用双层纱布过滤后方可注入，给药前后使用 20 ml 温开水冲管。禁止将不同药物混合在一起或与营养液混合后注入。

3. 正确冲管

（1）冲管频率：建议 4 小时冲管一次，若营养液黏稠、输注时间长，经喂养管注入药物时均应增加冲洗频率。

（2）冲管方式：建议使用负压脉冲式冲管，即在连接喂养管管后轻轻回抽 1～2 次，使注射器及导管内产生负压后，用脉冲式向管内推注。

（3）冲管液性质：使用 40～42 ℃温开水 30～50 ml 冲管。

（4）封管：对于长期输注营养液的患者，应在输注结束时用温水冲管后，采用米曲菌 220 mg 碾碎后加水 10 ml 脉冲式封管，每天一次。

4. 人为因素预防

（1）患者方面：加强患者的宣教，告知患者肠内营养的重要性，指导患者养成检查喂养管的习惯,避免喂养管扭曲、反折等机械性堵管因素。指导患者不随意暂停和减慢肠内营养的输注。

(2)医生方面:建议医生选择合适的营养液,注意配伍禁忌及营养液浓度。

(3)护士方面:加强护士规范操作的理念,掌握正确的冲管方法,及时巡视,按时冲管。

(4)其他:医护人员应做好患者疼痛、腹胀及活动的管理,保证肠内营养的顺利输注。避免患者因疼痛、腹胀等因素自行暂停或减慢肠内营养输注。

5. 堵管处理

(1)物理方法

① 揉搓加负压吸引法,即发现营养管有堵塞时,揉搓营养管体外的部分,同时使用 20 ml 注射器抽 10 ml 温水回抽。在外力作用下使黏附在营养管内的凝块脱落,在负压作用下被吸出营养管。因鼻胃管插入较浅,外露部分长,因此更适用。

② 导丝疏通法,即将导丝插入营养管腔内,利用机械力量疏通堵塞的导管。在疏通时应注意观察患者的面色、生命体征、腹痛、腹胀、呕吐等症状。

③ 使用 5.3～10.6 kPa 的负压吸引加反复冲洗。

④ 有研究显示[37],使用静脉延长管插入喂养管内堵塞部位后再行冲洗可收到较好效果。

⑤ 堵管时可使用 10 ml 以下注射器冲管,增大冲管压力,但冲管时不可强冲,以免导致导管破裂。

(2)化学方法:临床上堵管后多采用先增加温开水用量(30～50 ml)及选用 5%碳酸氢钠或胰酶制剂反复脉冲式冲管,有研究显示使用食醋、可口可乐、石蜡油也收到较好效果。

参考文献

[1] 张海英,关静林,李玉珍.肠内营养的临床应用及其并发症[J].药物不良反应杂志,2008,10(2):116－121.

[2] Sriram K,Jayanthi V,Lakshimi R G,et al.Prophylatic locking of enteral feeding tubes with pancreatic enzymes [J]. JPEN J Parenter Enteral Nutr,1997,21(6):353－356.

[3] 叶向红,倪元红,王新颖,等.外科危重患者肠内营养支持的观察和护理[J].肠外和肠内营养,2003,10(4):251－252.

[4] 张玉兰.两种鼻饲肠内营养法治疗重型颅脑损伤患者并发症的比较观察[J].安徽医学,2009,30(9):1105－1106.

[5] Stroud M,Duncan H,Nightingale J. Guidelines for enteral feeding in adult hospital patients[J].Gut,2003,52(suppl 7):1－12.

［6］李剑慧.非计划性肠内营养管拔出和堵塞的原因分析及对策［J］.山西医药杂志，2011,40(10):1039.

［7］屠莉.ICU患者鼻肠管肠内营养堵管的原因分析及防范措施［J］.天津护理杂志，2012,20(5):329.

［8］梁桂珍,朱刚,廖珊,等.101例喂养管堵塞原因分析［J］.海南医学,2014,24(9):1359-1360.

［9］肖秋媚,胡红英,吕霞,等.鼻饲肠内营养老年患者预防堵管的循证护理［J］.护理研究,2014,28(5):1810-1812.

［10］孟海艳.鼻肠管堵管原因分析及护理对策［J］.内蒙古中医药,2015,34(12):129-130.

［11］刘艳,陈黎明,卜丽芳.鼻空肠营养管堵管原因及护理对策的相关研究进展［J］.全科护理,2015,13(12):1072-1073.

［12］Powell K S，Marcuard S P，Farrior E S，et al. Aspirating gastic residuals causes occlusion of small-bore feeding tubes［J］.JPEN J Parenter Enteral Nutr,1993,17(3):243-246.

［13］Mathus-Vliegen E M,Tytgat G N,Merkus M P.Feeding tubes in endoscopic and clinical practice：the longer the better? ［J］. Gastrointest Endosc,1993,39(4):537-542.

［14］陈丽晓,葛俐俐.胃肠外科患者肠内营养管堵管的原因分析和护理对策［J］.当代护士,2014,(2):20-21.

［15］沈小琴,刘红梅,严莉,等.鼻空肠营养管与普通胃管的对比分析［J］.中国误诊学杂志,2008,8(35):8602-8603.

［16］张东霞,曾秀月,卢婉娴,等.危重患者鼻肠管饲堵管原因及处理方法［J］.广州医学院学报,2011,39(5):64-65.

［17］肖秋媚,吕霞,胡红英,等.2种营养液对鼻饲硅胶胃管留置时间的临床研究［J］.齐齐哈尔医学院学报,2013,34(6):933-934.

［18］陈文秀,仇海燕.空肠营养管堵管原因和护理对策新进展［J］.护理研究,2015,29(10):3597-3599.

［19］Piciucchi M,Merola E,Marignanai M,et al.Nasogastric or nasointestinal feeding in severe acute pancreatitis［J］.Word J Gastroenterol,2010,16(29):3692-3696.

［20］赵辉,王晓坤,田惠.胃癌术后肠内营养持续泵入与重力滴入两种方法的观察［J］.吉林医学,2014,35(28):6359-6360.

［21］刘素娥,李梅,程梅容.食管癌术后患者十二指肠营养管堵管原因分析及护理［J］.护理学报,2010,17(3B):66-67.

［22］徐涟.食管癌术后十二指肠营养管的护理［J］.医学理论与实践,2010,23(12):1526-1527.

［23］Rucart P A，Boyer-Grand A，ValerieSautou-Miranda V，et al.Influence of unclogging agents on the surface state of enteral feeding tubes［J］.JPEN J Parenter Enteral Nutr,2011,35(2):255-263.

［24］Belknap D C，Seifert C F，Petermann M.Administration of medications through enteral feeding catheters［J］.Am J Crit Care,1997,6(5):382－392.

［25］梁桂珍,朱刚.冲管频率对喂养管堵塞的影响［J］.现代医院,2016,16(3):398－402.

［26］唐仰璇,佘佩吟,林妙英,等.两种冲管法预防肠内营养管堵管效果比较［J］.护理学杂志,2012,27(14):57.

［27］赖天为,韦柳青,龙琼,等.负压脉冲式冲管应用于液囊空肠导管肠内营养中的效果观察［J］.临床护理学杂志,2013,12(6):72－73.

［28］梁桂珍,朱刚,廖珊,等.冲管方式在肠内营养管饲中预防堵管的研究［J］.肠外与肠内营养,2013,20(3):154－156.

［29］彭苹,周佳,唐艳平.重型颅脑损伤患者应用输注泵肠内营养并发症的观察［J］.护理学报,2006,13(8):15－16.

［30］史晓娜,孙亚超.米曲菌胰酶封管法在老年长期鼻饲患者中应用的效果［J］.解放军护理杂志,2010,27(2B):262－266.

［31］梁翠琼,梁丽姬.应用5％碳酸氢钠溶液预防和处理肠内营养管堵塞［J］.中医中药,2011,18(27):45－107.

［32］王丽,刘美玲,袁宝玉,等.应用石蜡油预防肠内营养管堵管的护理对策［J］.世界最新医学信息文摘,2013,13(10):472.

［33］张海燕,曹舒雨,倪元红.肠内营养短肽类与整蛋白制剂存在配伍禁忌［J］.肠外与肠内营养,2015,22(3):187－188.

［34］裴金环,马智荣.危重症患者胃肠内营养84例临床护理［J］.齐鲁护理杂志,2009,15(5):11－12.

［35］张磊娜,金丹.食醋在空肠管堵塞处理中的效果［J］.全科护理,2016,14(26):2807.

［36］吴晓芳,称念开.ICU营养管堵塞的原因分析与处理［J］.当代护士,2015,2:135－137.

［37］黄娇英.危重患者经鼻空肠营养管堵管和脱管的原因及护理干预［J］.解放军护理杂志,2011,28(4A):56－57.

［38］王丽,邓瑞玉,袁宝玉.患者留置空肠营养管堵塞的再通对策［J］.中国保健营养旬刊,2013,6(6):654－655.

第二节 肠内营养预防腹泻的护理

肠内营养(enteral nutrition,EN)是经胃肠道提供代谢需要的营养物质及其他各种营养素的营养支持方式。通过鼻胃导管提供营养物质的方式出现于 18 世纪末,至 19 世纪已得到广泛应用。最早的肠内营养制剂是 Nutramigen,1942 年推入市场,用于治疗儿童肠道疾病。随着近年来对胃肠道结构和功能研究的深入,人们逐步认识到胃肠道不单纯是消化吸收器官,同时是重要的免疫器官。正因如此,较之胃肠外营养(parenteral nutrition,PN)支持,EN 的优越性除体现在营养素直接经肠吸收利用、更符生理、给药方便、费用低廉外,更显示有助于维持肠黏膜结构和屏障功能完整性的优点。故在决定提供何种营养支持方式时,首选 EN 已成为众多临床医师的共识。但是肠内营养有许多并发症,比如腹胀、腹泻。其中,腹泻是肠内营养期间最常见的并发症,也是肠内营养治疗中断的主要原因。

一、背景

肠内营养是指经口或管饲为机体提供营养支持的方法。肠内营养不仅符合生理需要且花费低,已成为目前临床上首选的营养支持方法。但是肠内营养有许多并发症,比如腹胀、腹泻。其中,腹泻是肠内营养期间最常见的并发症,也是肠内营养治疗中断的主要原因。

Michelle 等[1]的研究结果表明肠内营养期间腹泻的发生率达 11.3%～66.1%[1],腹泻会导致患者营养物质丢失、水电解质酸碱平衡紊乱,并且延长患者住院时间、降低患者生活质量、增加护理工作负担等,因此找出引发肠内营养相关性腹泻的危险因素是预防肠内营养相关性腹泻的关键。

二、证据

肠内营养制剂各成分比例、渗透压均是肠内营养相关性腹泻发生的危险因素,肠内营养制剂的渗透压超过 400 mOsm 就会引发渗透性腹泻[2]。

Halmos[3]和 Yoon 等[4]的研究均表明低发酵低聚糖、二糖、单糖和多元醇(fermentable oligo-, di-, mono-saccharides and polyols,FODMAPs)营养制剂有利于减轻腹泻的发生。FODMAPs 主要包括短链碳水化合物如低聚糖、单糖、双糖和多元醇,此类物质不能在小肠中被吸收,进入大肠后会增加大肠渗透压,使水分渗透到大肠,引发腹泻,因此,当营养制剂中含有较多的短链碳水化合物也是肠内营养相关性腹泻发生的一个危险因素。当肠内营养提供的能量大于机体能量需求的 60% 时,肠内营养就是患者发生腹泻的一个危险因素[5]。

现在减少肠内营养制剂不耐受的措施主要集中在改善营养制剂成分以提高患者耐受性,相关研究有低能量营养制剂有利于术后患者康复[6],高能量营养制剂会延缓胃排空[7],而一种对脂肪含量进行改良的营养制剂有效提高了患者对营养制剂的耐受性[8],肽型营养制剂比蛋白型营养制剂更能减少患者住院天数[9]。因此,肠内营养制剂要根据患者病情来选择。

营养制剂输注量过大、输注速度过快、温度过低均同样是肠内营养期间腹泻发生的危险因素[10]。营养制剂被污染也是腹泻发生的一个危险因素,营养制剂由于营养素丰富而为细菌繁殖提供良好的环境。营养制剂被污染的主要原因是一套营养输注管路使用时间过长或手卫生不达标,因此,预防营养制剂被污染的主要措施是严格要求医务人员手卫生[11]。

危重患者在进入 ICU 的 24~48 h 内要立即进行肠内营养[12],早期肠内营养可以维持胃肠道黏膜结构正常,防止细菌易位。

谢民民[13]的研究表明,危重患者早期进行肠内营养有助于提高患者的营养状况,提高患者免疫力,减少感染的发生,但危重患者由于疾病和应激的影响多存在低蛋白血症或胃肠道黏膜受损状况,早期进行肠内营养支持可能会导致腹泻。因血清蛋白降低,导致血浆胶体渗透压降低,肠黏膜水肿吸收障碍,低蛋白血症患者对肠内营养治疗的耐受性降低,给予肠内营养支持后多出现腹泻现象,因此低蛋白血症患者在没有纠正低蛋白血症的情况下进行肠内营养,症状多不能缓解且因腹泻血清白蛋白反而降低。血清蛋白降低导致分解代谢增强,诱发胃肠道黏膜水肿加重,导致吸收障碍,加重腹泻[14-15]。然而有研究表明[16-18],低蛋白血症与腹泻并没有直接关系,患者疾病严重时一般都会出现低蛋白血症[19],而低蛋白血症引发腹泻的真正原因是低蛋白血症期间疾病加重引发的腹泻,并非低蛋白血症直接引发的腹泻。

纤维素是腹泻发生的一个保护因素,其可以降低胃肠的排空速率、增强胃肠道黏膜的屏障作用,因其不被机体吸收,在肠道被细菌酵解后形成短链脂肪酸,后者促进结肠和小肠的细胞代谢,为肠黏膜上皮细胞提供能量,促进肠黏膜对水、钠的吸收,防止腹泻的发生[20]。Elia[21]的一项 Meta 分析是关于纤维素丰富的肠内营养制剂能否阻止腹泻发生的随机对照试验的,共纳入 51 项研究,分析的结果显示营养制剂中添加纤维素能有效降低腹泻的发生频率,OR 值为 $0.68[95\%CI(0.48,0.96),P<0.05]$。

全身感染所致的血流动力学不稳定时所致的肠道血供不足会引起肠黏膜缺血缺氧性损伤,导致营养制剂吸收障碍而腹泻。腹腔感染时毒素吸收引起肠道麻痹也是肠内营养期间腹泻的主要原因。肠道内的感染包括药物导致的肠道内细菌感染和非药物性肠道内病毒、细菌等感染。应用抗生素或抗酸药(如 H_2 受体阻滞剂、质子泵抑制剂)会增加艰难梭状芽孢杆菌的感染[22,23]。非药物引发的肠道内感染主要是病毒感染如轮状病毒感染和腺病毒感染等[24]。肠道内感染几乎都会出现腹泻的症状。因此患者若存在感染,进行肠内营养的同时要选用敏感抗生素控制感染,如果存在抗生素引发的感染性腹泻,可以用益生菌制剂对抗,如果是抗酸药引发的肠道感染则需要减量、停药或选用其他药物代替。

患者年龄也是肠内营养期间腹泻发生的危险因素之一,年龄越大,腹泻发生的概率越高。Luft[25]的研究表明为老年患者提供肠内营养支持会增加腹泻发生的风险,尤其在夏季。揭志刚等[26]的研究表明老年患者肠内营养相关性腹泻发生概率高的原因是老年患者的肠道绒毛和微绒毛稀疏、粗短,黏膜变薄,线粒体有不同程度肿胀、断裂、溶解。这些结构的改变导致老年患者易发生腹泻,因此为老年人实施肠内营养时,应选择合适的营养制剂,减慢滴速,加强观察。

血流动力学不稳定(如休克)也是肠内营养相关性腹泻的危险因素。黎介寿[27]的研究表明,肠黏膜供血和供氧不足是肠黏膜损害的主要原因。肠内营养治疗时肠道代谢加快,对血氧供应要求增加,当血流动力学不稳定时,肠道供血不足,肠黏膜缺血受损吸收障碍导致患者对肠内营养不耐受,发生腹泻。当患者发生休克时,肠道血供减少,如果此时进行肠内营养则会进一步加重肠道缺血缺氧症状,加重肠道黏膜损伤[28]。因此要在患者血流动力学稳定时进行肠内营养,同时改善患者血流动力学。

Lysy 等[29]的研究表明,糖尿病是肠内营养相关性腹泻的危险因素,8%～22%病史超过 8 年的 I 型糖尿病患者会发生腹泻。 I 型糖尿病患者发生腹泻的原因是十二指肠由于慢性高血糖所致肠壁增厚,管腔狭窄引发吸收不良。Alfonso 等的研究表明[30],糖尿病患者进行肠内营养时选用糖尿病专用肠内营养制剂比普通营养制剂更有助于控制血糖,因此糖尿病患者进行肠内营养时可以选用糖尿病专用肠内营养制剂,以减少腹泻的发生概率。

机械通气也是肠内营养期间腹泻发生的一个危险因素,Cindy 等[31]的研究表明,机械通气尤其是正压通气时,由于正压会使胃肠道血供减少,胃肠黏膜受损,且气管插管患者不能经口进食,唾液分泌减少,杀菌作用减弱,引发口腔致病菌繁殖,以上因素可引发吸入性肺炎或感染性腹泻。潘爱红等[32]的研究表明,使用呼吸机时患者多存在胃肠动力障碍,胃肠的排空延迟,此时进行肠内营养会致使患者发生胃潴留,胃内 pH 值升高,细菌繁殖导致腹泻的发生。因此机械通气患者进行肠内营养时要加强观察,减慢输注速度,使用营养泵间歇泵入,一旦发生胃潴留则进行胃肠减压。

抗生素相关性腹泻是指应用抗生素后继发腹泻,为较常见的药物不良反应,发生率视不同抗生素而异,约为 5% ~ 39%[33]。Trabal[34] 的研究表明抗生素是腹泻发生的独立危险因素,尤其联合使用 2 种以上的抗生素时,腹泻的发生概率升高。抗生素引发腹泻的主要机制有以下几点[35],第一,抗生素会减少肠道厌氧菌数量,使肠道糖类降解减少,引发渗透性腹泻;第二,抗生素会导致肠道菌群紊乱而引发感染性腹泻;第三,一些抗生素能直接影响胃肠动力引起腹泻。因此,尽量避免使用广谱抗生素,如必须使用则根据药敏实验选取敏感的抗生素。D'Souza[36] 对于益生菌是否能预防和减少抗生素相关性腹泻进行了一项 Meta 分析,共纳入 9 项双盲随机安慰剂对照实验,结果证明,益生菌对抗生素相关性腹泻的发生有预防作用,OR 值为 0.37[95% CI (0.26,0.53)$P<0.01$]。Cremonini 等[37] 也进行了一项关于益生菌预防和减少抗生素相关性腹泻的 Meta 分析,共纳入 7 项安慰剂对照试验,结果也证明益生菌对抗生素相关性腹泻有预防作用,RR 值为 0.39[95% CI(0.27,0.57)$P<0.01$]。2011 年,Amita Avadhani 的 Meta 分析[38] 纳入 9 项双盲随机控制试验,证明益生菌对于抗生素相关性腹泻有预防作用,RR 值为 0.56[95% CI (0.44,0.71)$P<0.001$]。这 3 个 Meta 分析结果是相似的,患者肠内营养期间应用抗生素时,添加益生菌有利于预防和降低抗生素相关性腹泻的发生,一般在应用抗生素 2 h 后再使用益生菌。

益生菌是一类对机体有益的活性微生物,如双歧杆菌。益生菌可以发酵纤维素等不能被机体吸收的物质产生短链脂肪酸,短链脂肪酸可以促进肠黏膜上皮细胞对水、钠的重吸收,以减轻腹泻发生的概率。益生菌不仅能产生短链脂肪酸,且益生菌含量增多可有效抑制有害菌和潜在致病菌,减少肠源性感染[39]。肠内营养期间若患者发生腹泻,在无禁忌的情况下可以使用益生菌制剂以减轻腹泻症状。

抗酸药如 H_2 受体阻滞剂升高胃内 pH 值,胃内酸性降低对细菌的杀灭作用减弱,易导致细菌感染,引发腹泻。另外,促胃动力药如甲氧氯普胺促进胃肠蠕动,增加腹泻的概率。肠内营养期间应尽量减少抗酸药和促动力药的使用。

汤友珍等[40] 的研究表明,钾制剂也是腹泻发生的危险因素,由于临床上常把钾制剂加入肠内营养制剂中,但钾制剂与营养制剂不能完全相容时会引发腹泻。很多药物中含有药物添加剂如山梨醇等,此类物质进入肠道后不能被机体吸收,易造成渗透性腹泻,含有山梨醇最多的代表性药物就是非甾体抗炎药、氯化钾制剂。肠内营养期间应尽量避免将钾制剂直接加入到营养制剂中输注。

药物引发的腹泻最佳的处理措施是停药、减少该药物的用量或使用不会引发腹泻的其他药物代替当前使用的药物[41]。史颜梅等[42]的一项随机对照试验表明，常温下输注营养制剂不会增加患者腹泻发生的概率，建议成品营养制剂可以在常温下使用营养泵间歇滴注。

三、推荐意见

1. 进行肠内营养时，遵循浓度由低到高，容量从少到多，速度由慢到快的原则。（A 级）

2. 在配制、使用肠内营养制剂的过程中，注意无菌操作，现配现用。（C 级）

3. 推荐使用含膳食纤维的营养制剂以降低腹泻的发生概率。（A 级）

4. 推荐乳糖不耐受的患者使用无乳糖配方制剂。（A 级）

5. 肠内营养时，推荐添加益生菌制剂。（A 级）

6. 避免使用含短链碳水化合物的制剂。（B 级）

7. 肠内营养时，根据患者及输注环境决定是否应用加温器持续加温。（C 级）

8. 肠内营养时，采用经专用营养泵持续或间歇滴注的方式。（B 级）

9. 肠内营养时，避免使用引起腹泻的药物。（B 级）

10. 腹泻发生时，尽早查找腹泻的原因，尽早治疗，并加强皮肤护理。（C 级）

参考文献

[1] Michelle Kozeniecki M，Fritzshall R. Enteral nutrition for adults in the hospital setting[J]. Nutrition in Clinical Practice,2015,30(5):634 - 651.

[2] 池月英，曾庆红，黄少华. 肠内营养相关性腹泻原因分析及护理对策[J]. 中国实用护理杂志,2006,22(12):19 - 20.

[3] Halmos E P. Role of FODMAP content in enteral nutrition-associated diarrhea[J]. J Gastroen Hepatol,2013, 28 (4)：25 - 28.

[4] Yoon S R,Lee J H,Lee J H, et al. Low-FODMAP formula improves diarrhea and nutritional status in hospitalized patients receiving enteral nutrition：a randomized，multi-center，double-blind clinical trial[J]. Nutrition Journal,2015,3(14):116 - 128.

[5] Thibault R,Graf S,Clerc A, et al. Diarrhoea in the ICU：respective contribution of feeding and antibiotics[J]. Crit Care,2013,17(4):R153 - R161.

[6] Moro K，Koyama Y，Kosugi S I, et al. Low fat-containing elemental formula is effective for postoperative recovery and potentially useful for preventing chyle leak during

postoperative early enteral nutrition after esophagectomy[J]. Clin Nutr,2016,31 (16):1－6.

［7］Kar P,Plummer M P,Chapman M J，et al. Energy-dense formulae may slow gastric emptying in the critically ill[J]. JPEN J Parenter Enteral Nutr,2015,2(6):307－309.

［8］Qiu C,Chen C,Zhang W，et al. A Fat-modified enteral formula improves feeding tolerance in critically ill patients：a multicenter，single-blind，randomized controlled trial [J]. JPEN J Parenter Enteral Nutr,2015,10(8):1－11.

［9］Seres D S, Ippolito P R. Pilot study evaluating the efficacy，tolerance and safety of a peptide-based enteral formula versus a high protein enteral formula in multiple ICU settings（medical，surgical，cardiothoracic)[J]. Clin Nutr,2016,26(16):1－4.

［10］危娟,林凤英,莫红平,等. ICU 患者肠内营养期间腹泻的相关因素分析[J]. 中华护理杂志,2015,8(50):954－958.

［11］Chang S J,Huang H H. Diarrhea in enterally fed patients：blame the diet? [J]. Curr Opin Clin Nutr Metab Care,2013,16(5):588－594.

［12］McClave S A，Martindale R G，Vanek V W，et al. Guidelines for the provision and assessment of nutrition support therapy in the adult critically ill patient：Society of Critical Care Medicine (SCCM) and American Society for Parenteral and Enteral Nutrition (ASPEN)[J]. JPEN J Parenter Enteral Nutr，2009,33(3)：277－316.

［13］谢民民.危重症患者早期肠内营养耐受性分析[J].肠外与肠内营养,2011,18(3):148－153.

［14］刘晓蓉,王凯,王一旻,等. 影响脓毒症患者肠内营养耐受性因素的分析[J].肠外与肠内营养,2012,19(2):89－91.

［15］Eisenberg P.An overview of diarrhea in the patient receiving enteral nutrition[J]. Gasrtoenterol Nurs,2002,25(3),95－104.

［16］Bittencourt A F,Martinas J R,Logullo L,et al.Constipation is more frequent than diarrhea in patient fed exclusively by enteral nutrition：result of an observational study[J]. Nutr Clin Pract,2012,27(4):533－539.

［17］Vijapur S M,Vraghese AG. Hypoalbuminaemia：a marker of disease severity in acute febrile illnesses[J].Rec Res Sci Tech,2011,3(2):134－138.

［18］Jack L,Coyer F,Courtney M,et al.Diarrhoea risk factors in enterally tube fed critically ill patients：a retrospective audit[J]. Intensive Crit Care Nurs,2010,26(6):327－334.

［19］Polage C R, Solnick J V，Cohen S H. Nosocomial diarrhea：evaluation and treatment of causes other than Clostridium difficile[J]. Clin Infect Dis,2012,55(7):982－989.

［20］朱佳莲,叶向红.手术后患者早期肠内营养并发腹泻的相关因素分析及护理[J].肠外与肠内营养,2015,22(4):254－256.

［21］Elia M,Engfer M B,Green C J，et al. Systematic review and meta-analysis：the clinical and physiological effects of fibre-containing enteral formulae[J]. Aliment Pharmacol

Ther,2008,27(2):120-145.

[22] Bavishi C,Dupont H L.Systemtic review:the use of proton pump inhibitors and increased susceptibility to enteric infection[J].Aliment Pharmacol Ther,2011,34(11-12):1269-1281.

[23] Khanna S,Pardi D S.Clostridium diffcile infection:new insights into management [J].Mayo Clin Proc,2012,87(11):1106-1117.

[24] Viasus D,Garcia-Vidal C,Simonetti A,et al.Prognostic value of serum albumin level in hospitalized adults with community-acquired pneumonia[J].J Infect,2013,66(5):415-423.

[25] Luft V C,Beghetto M G,de Mello E D,et al.Role of enteral nutrition in the incidence of diarrhea among hospitalized adult patients[J].Nutrition,2008,24(6):528-535.

[26] 揭志刚,廖信芳,谢小平,等.不同年龄胃癌患者空肠黏膜结构变化与术后早期肠内营养耐受性的关系[J].中华胃肠外科杂志,2008,11(6):558-560.

[27] 黎介寿.肠衰竭概念、营养支持与肠黏膜屏障维护[J].肠外与肠内营养,2004,11(2):65-67.

[28] Lo'pez-Herce J,Santiago M J,Sa'nchez C,et al.Risk factors for gastrointestinal complications in critically ill children with transpyloric enteral nutrition[J].European Journal of Clinical Nutrition,2008,62(3):395-400.

[29] Lysy J,Israeli E,Goldin E.The prevalence of chronic diarrhea among diabetic patients[J].Am J Gastroenterol,1999,94(8):2165-2170.

[30] Mesejol A,Montejo-González J,Vaquerizo-Alonso C,et al.Diabetes-specific enteral nutrition formula in hyperglycemic,mechanically ventilated,critically ill patients:a prospective,openlabel,blind-randomized,multicenter study[J].Critical Care,2015,19(1):1-13.

[31] Cindy L,Munro C L,Grap M J.Oral health and care in the intensive care unit:State of the science [J].American Journal of Critical Care,2004,13(1):25-34.

[32] 潘爱红,于卫华,胡小欧,等.改良肠内营养输注法在机械通气患者中的应用效果研究[J].中华护理杂志,2014,49(8):905-908.

[33] 梁春杰,杨雪英,黄大鸣,等.抗生素相关性腹泻临床研究[J].中华医院感染学杂志,2004,14(11):1279-1281.

[34] Trabal J,Leyes P,Hervás S,et al.Factors associated with nosocomial diarrhea in patients with enteral tube feeding[J].Nutr Hosp,2008,23(5):500-504.

[35] Doron S I,Hibberd P L,Gorbach S L.Probiotics for prevention of antibiotic-associated diarrhea[J].J Clin Gastroenterol,2008,42(2):58-63.

[36] D'Souza A L,Rajkumar C,Cooke J,et al.Probiotics in prevention of antibiotic associated diarrhoea:meta-analysis.BMJ,2002,324(7350):1361-1366.

[37] Cremonini F,Di Caro S,Nista E C,et al.Meta-analysis:the effect of probiotic

administration on antibiotic-associated diarrhoea[J]. Aliment Pharmacol & Ther,2002, 16 (8):1461-1467.

[38] Avadhani A, Miley H. Probiotics for prevention of antibiotic-associated diarrhea and Clostridium difficile-associated disease in hospitalized adults—A meta-analysis[J]. J Am Acad Nurse Pract,2011,23(6):268-274.

[39] Tuohy K M,Probert H M,Smejkal C W,et al.Using probiotics and prebiotics to improve gut health[J].Drug Discov Today,2003, 8(15):692-700.

[40] 汤友珍,吴文辉,谭妙莲,等.肠内营养支持治疗相关性腹泻的危险因素调查[J]. 中国现代医生,2011,49(17):48-49.

[41] Sweetser S.Evaluating the patient with diarrhea:a case-based approach. Mayo Clin Proc,2012,87:596-602.

[42] 史颜梅,白琳,周亚婷,等.肠内营养制剂加温对肠内营养相关性腹泻的护理效果观察[J]. 中国实用护理杂志,2016,32(25): 1943-1946.

第三节　肠内营养期间误吸的预防与护理

　　误吸是肠内营养最严重的并发症之一,易导致不同程度的肺部并发症,甚至发展为肺损伤、急性呼吸窘迫综合征,从而延长患者的住院时间,增加危重患者的死亡率。

　　关注肠内营养误吸问题,深入研究误吸的发生机制和诱发因素,寻找有效的预防护理措施以避免或延缓误吸性肺损伤的发生,已成为肠内营养治疗与护理研究中关注的焦点。

一、背景

　　误吸是指异物进入呼吸道,异物包括鼻咽唾液、胃内容物、分泌物、液体、食物等[1]。误吸属于感染性并发症,可导致弥漫性急性肺损害,是肠内营养最为严重并发症之一。据报道,由鼻饲不当导致的吸入性肺炎发生率为 $10\%\sim43\%$[2],误吸导致的急性呼吸窘迫综合征(ARDS)致死率高达 $40\%\sim50\%$[3]。因此,掌握误吸发生的高风险因素可减少吸入性肺炎的发生,实现安全喂养。

二、证据

　　鼻饲的体位不当是引发误吸的风险因素之一。Herwaarden 等[4]发现左侧卧位符合人体胃肠道的解剖学生理特征,可以利用重力作用使营养液更为顺利地进入胃肠道,降低误吸发生率。董春辉等[5]的临床研究结果表明,肠内营养患者应抬高床头 $30°\sim40°$，并且在喂养过程中或喂养结束后的 $30\sim60$ min 内，尽可能保持患者体位的相对稳定，以避免发生误吸。此外，Sampson 等[6]的系统评价发现，床头抬高角度小于 $30°$ 的肠内营养患者误吸发生率明显高于床头抬高角度大于 $30°\sim35°$ 者，建议接受肠内营养的患者若病情允许，应抬高床头 $30°$ 或更高，并在喂养结束后 30 min 仍保持半卧位。

对 84 例经鼻胃管及鼻肠管鼻饲的 ICU 患者的研究结果显示，鼻肠管鼻饲能有效减少胃内容物反流和误吸风险[7]。12 个 RCT[8-19]研究证实，幽门后途径进行肠内营养能有效降低误吸的发生率，RR 值为 0.75[95% CI (0.6, 0.93) $P=0.01$]。Qin 等研究证实，鼻肠管终端位于幽门后或屈氏韧带之后，能够顺利输送营养液到达十二指肠降部及空结肠，减少误吸的发生[20]。同时，Ferrer 等的研究结果提示，肠内营养误吸的发生率与喂养管直径的大小成反比[21]。

Juvé-Udina 等[22]的随机试验表明应每 4 h 监测一次胃残余量 (gastric residual volume, GRV)，大于 250 ml 时应警惕误吸的发生。Kattelmann 等[23]认为，每隔 4 h 监测 GRV，如果连续 2 次或 2 次以上监测到 GRV 大于 250 ml，则应维持或适当降低输注速度并加强对患者的监测，以防出现误吸的情况。然而，一项针对 90 例患者的 RCT 评价了不监测 GRV 对患者误吸发生率的影响，结果显示，监测 GRV 与否对误吸的发生率无影响（7.1% VS 2.1%）[24]。Metheny 等及 Montejo 等的研究均发现，误吸与 GRV 之间无显著关系[25-26]。一项不监测胃残余量对 ICU 行肠内营养患者影响的系统评价显示，监测 GRV 对预防误吸的有效性仍有待研究[27]。国外有学者提出，若监测 GRV 达到 $200\sim500$ ml 时，应该密切关注，积极采取措施防止误吸。但对于 GRV 小于 500 ml，且没有其他不耐受体征的患者不应中断肠内营养的使用[26,28-29]。

对 78 例鼻饲老年患者使用胃动力药物的临床研究显示，老年鼻饲患者加用胃动力药物能预防误吸的发生[30]。2016 年美国肠外肠内营养学会发布的新《SCCM 和 ASPEN 成人重症患者营养支持疗法实施与评定指南》中建议条件允许时，对误吸高风险的患者可以使用促胃动力药（如甲氧氯普胺、红霉素）[31]。

国内外[32-33]的研究均发现，采用持续泵入营养液的输注方式较间歇性人工推注营养液可以减少反流和误吸的发生。107 例 ICU 患者肠内营养输注方式对比的随机对照研究表明，延长灌注时间（>20 min/60 min）的定时灌注方式较持续输注的方式，吸入风险明显降低[34]。马俊萍的研究则显示，持续泵入输注肠内营养液会增高胃液 pH 值，增加胃内细菌的定植，而间歇泵入输注并不会增加误吸的风险，故建议采用间歇泵入输注方式[35]。

营养液温度过冷或输注速度过快，可能导致胃痉挛造成胃潴留，进而引发呕吐、误吸[36-37]。Jacqueline 等[38]指出,接近或略高于人体温度的营养液输注会减少对胃肠道的刺激,降低反流等并发症的发生率,有利于营养计划的顺利实施。

三、推荐意见

1. 建议使用肠内营养的患者接受反流误吸风险的评估,同时应该积极主动地采取减低反流误吸风险的措施。(C 级)

2. 条件允许时,误吸高风险的患者可以使用促胃动力药物。(C 级)

3. 推荐使用幽门后营养通路(鼻空肠管、空肠造瘘)进行喂养。(A 级)

4. 测量胃残余量达到 200~500 ml 时,应该密切关注患者状况,防止误吸的发生。(C 级)

5. 推荐鼻饲时若病情允许,应抬高床头 30°或更高,并在喂养结束后 30 min 仍保持半卧位。(A 级)

6. 推荐采用泵入输注方式控制肠内营养液的输注速度。(A 级)

7. 可通过加热装置将肠内营养制剂的温度保持在 37~42 ℃。(C 级)

8. 选择管径大小适宜的胃管进行鼻饲,成人可选择 14 号胃管。(B 级)

参考文献

[1] Ashbaugh D G,Bigelow D B,Petty T L,et al.Acute respiratory distress in adults [J].J.Lancer,1967,290(7511):319－323.

[2] Bernard G R,Artigas A,Brigham K L,et al.The American European consensus conference on ARDS:Definitions,mechanisms,relevant outcomes,and clinical trial coordination[J].Am J Resp Crit Care Med,1994,149(3):818－824.

[3] Brower R G,Ware L B,Berthiaume Y,et al. Treatment of ARDS[J].Chest,2001,120(4):1347－1367.

[4] Herwaarden M A,Katzka D A,Smout A J,et al. Effect of different recumbent positions on postprandial gastroesophageal reflux in normal subjects[J]. Am J Gast roenterol,2000,95(10):2731－2736.

[5] 董春辉,马兰军,张建华. 卧床高龄鼻饲患者进餐体位与吸入性肺炎关系的探讨 [J]. 中华护理杂志,2001,36(1):21－22.

[6] Sampson LE,Candy B,Jones L. Enteral tube feeding for older people with advanced dementia (Review) [D].London:University College London,2009.

[7] 吴樱,杜长虹. 鼻胃管和螺旋型鼻肠管在重症颅脑疾病患者中引起返流误吸风险的对比研究[J]. 护士进修杂志,2014,29(24):2213－2214.

[8] Davies A R,Morrison S S,Bailey M J,et al. A multicenter,randomized controlled trial comparing early nasojejunal with nasogastric nutrition in critical illness[J]. Crit

Care Med，2012，40(8)：2342－2348.

[9] Acosta-Escribano J，Fernáandez-Vivas M，Grau Carmona T，et al. Gastric versus transpyloric feeding in severe traumatic brain injury：a prospective，randomized trial[J]. Intensive Care Med，2010，36(9)：1532－1539.

[10] Hsu C W，Sun S F，Lin S L，et al. Duodenal versus gastric feeding in medical intensive care unit patients：a prospective，randomized，clinical study[J]. Crit Care Med，2009，37(6)：1866－1872.

[11] Kearns P J，Chin D，Mueller L，et al. The incidence of ventilator-associated pneumonia and success in nutrient delivery with gastric versus small intestinal feeding：a randomized clinical trial[J]. Crit Care Med，2000，28(6)：1742－1746.

[12] Montecalvo M A，Steger K A，Farber H W，et al. Nutritional outcome and pneumonia in critical care patients randomized to gastric versus jejunal tube feedings[J]. Crit Care Med，1992，20(10)：1377－1387.

[13] Montejo J C，Grau T，Acosta J，et al. Multicenter，prospective，randomized，single-blind study comparing the efficacy and gastrointestinal complications of early jejunal feeding with early gastric feeding in critically ill patients[J]. Crit Care Med，2002，30(4)：796－800.

[14] Kortbeek J B，Haigh P I，Doig C. Duodenal versus gastric feeding in ventilated blunt trauma patients：a randomized controlled trial[J]. J Trauma，1999，46(6)：992－996.

[15] Taylor S J，Fettes S B，Jewkes C，et al. Prospective，randomized，controlled trial to determine the effect of early enhanced enteral nutrition on clinical outcome in mechanically ventilated patients suffering head injury[J]. Crit Care Med，1999，27(11)：2525－2531.

[16] Minard G，Kudsk K A，Melton S，et al. Early versus delayed feeding with an immune-enhancing diet in patients with severe head injuries[J]. JPEN J Parenter Enteral Nutr，2000，24(3)：145－149.

[17] Day L，Stotts N A，Frankfurt A，et al. Gastric versus duodenal feeding in patients with neurological disease：a pilot study[J]. J Neurosci Nurs，2001，33(3)：148－149，155－159.

[18] Davies A R，Froomes P R，French C J，et al. Randomized comparison of nasojejunal and nasogastric feeding in critically ill patients[J]. Crit Care Med，2002，30(3)：586－590.

[19] White H，Sosnowski K，Tran K，et al. A randomised controlled comparison of early post-pyloric versus early gastric feeding to meet nutritional targets in ventilated intensive care patients[J]. Crit Care，2009，13(6)：R187.

[20] Qin H，Lu X Y，Zhao Q. Evaluation of a new method for placing nasojejunal feeding tubes[J].World J Gastroenterol，2012，18(37)：5295－5299.

[21] Ferrer M，Bauer I T，Torres A，et al. Effect of nasogastrie tube size on gastroesopbe geal reflux and microaspiration in intubated patients[J].Ann Intern Med，1999，130

(12)：991 – 994.

[22] Juvé-Udina M E，Valls-Miró C，Carreno-Granero A，et al.To return or to discard? Randomised trial on gastric residual volume management[J].Int Crit Care Nur，2009，25 (5)：258 – 267.

[23] Kattelmann K K，Hise M，Russell M，et al.Preliminary evidence for a medical nutrition therapy protocol：Enteral feedings for critically ill patients[J].J Amer Dietetic Assoc，2006，106(1)：1226 – 1241.

[24] 陈玉琴，陈靖，王大庆等.胃残留量监测对重症患者肠内营养并发症的效果观察 [J].国际护理学杂志,2010,29(7):975 – 977.

[25] Metheny N A，Schallom L，Oliver D A，et al. Gastric residual volume and aspiration in critically ill patients receving gastric feedings[J]. Am J Crit Care，2008,17(6)：512 – 520.

[26] Montejo J C，Minambres E，Bordeje L，et al. Gastric residual volume during enteral nutrition in ICU patients：the REGANE study[J]. Intensive Care Med，2010,36(8)：1386 – 1393.

[27] 周松，王建宁，查丽玲.不监测胃残留量对 ICU 行肠内营养患者影响的系统评价[J]. 护理学杂志,2017,32(1):91 – 94.

[28] Pinilla J C，Samphire J，Arnold C，et al. Comparison of gastrointestinal tolerance to two enteral feeding protocols in critically ill patients：a prospective, randomized controlled trial[J]. JPEN J Parenter Enteral Nutr，2001,25(2):81 – 86.

[29] McClave S A，DeMeo M T，DeLegge M H，et al. North American summit on aspiration in the critically ill patient：consensus statement[J]. JPEN J Parenter Enteral Nutr，2002,26(6):S80 – S85.

[30] 杨红美.胃动力药对预防鼻饲老年患者误吸的效果观察[J].实用临床医药杂志，2012,16(20):45 – 46.

[31] Stephen A. McClave，M D，Vanek V W，et al. Guidelines for the provision and assessment of nutrition support therapy in the adult critically ill patient：Society of Critical Care Medicine (SCCM) and American Society for Parenteral and Enteral Nutrition (ASPEN)[J]. JPEN. 2016,40(2):159 – 211.

[32] 黄瑞英，朱小燕，王好. 持续泵人鼻饲与间歇鼻饲两种方法并发症的观察[J]. 广东医学,2012,33(10):1524 – 1525.

[33] Sahng E，Geiger N，Sturm J W. Pump assisted versus gravity controlled enteral nutrition in long term percutaneous endoscopic gastrostomy patients：A prospective controlled trial[J].JPEN,2003,27(3):216 – 217.

[34] Chen Y C，Chou S S，Lin L H，et al. The effect of intermittent nasogastric feeding on preventing aspiration pneumonia inventilated criticlly ill patinets[J]. Nurses,2006,14(3):167 – 180.

[35] 马俊萍，吕欢，李娜等. 不同肠内营养输注方式引起返流误吸风险的对比研究

[J].护士进修杂志,2012,27(16):1451－1452.

　[36] 高艳红,王志燕,杨丽.鼻饲管理流程在预防老年鼻饲患者误吸中的应用与效果
[J].护理管理杂志,2010,10(2):125－126.

　[37] 靳雁,郭小花,袁娟,等.六西格玛管理在食管癌患者术后肠内营养风险控制中
的应用[J].护理管理杂志,2012,12(12):891－893.

　[38] Jacqueline S B,Susan J S,Peter R G. Strategies to manage gastrointestinal symptoms complicating enteral feeding[J]. JPEN J Parenter Enteral Nutr,2009,33(1):21－26.

第四节　肠内营养期间血糖调控与护理

　　高血糖会导致住院患者感染率升高、伤口愈合延迟、住院时间延长等不良预后,而肠内营养是诱发高血糖的独立危险因素。随着肠内营养在临床的普及,如何管理高血糖已引起医护人员重视,有研究表明,肠内营养不耐受与高血糖发生率和血糖波动程度显著相关,这说明血糖控制亦是肠内营养管理策略中的一个重要方面,可直接影响肠内营养效果。因此,肠内营养期间血糖的监测、程序化的血糖控制方案的实施及低血糖反应的控制及应急处理成为我们关注的重点。

【背景】

　　由于肠内营养(EN)在维护肠道黏膜屏障、肠道动力及内分泌功能方面的特殊作用,已成为重症患者理想的营养支持途径。危重患者在各种应激状态或损伤因子如感染、创伤、休克、手术、缺氧等的刺激下极易发生糖代谢紊乱。伴有胰岛素抵抗的高血糖是重症患者代谢改变的特点,不论既往是否有糖尿病病史,高血糖是营养支持的常见并发症。研究表明,应激性高血糖可作为一个独立因素影响危重患者预后[1]。对于糖尿病的患者由于胰岛素分泌不足或胰岛素作用缺陷,在严重感染、手术、创伤和烧伤等应激状态下会出现严重的高血糖,继发高渗性非酮症性昏迷、酮症性酸中毒、脱水和高脂血症并发症等。高血糖还可引起假性低钠血症。血糖每升高 3.44 mmol/L,血钠浓度下降 1 mEq/L。另外高血糖还可通过损伤免疫系统而使患者易发生感染。当住院患者的血糖持续 3 天超过 11.1 mmol/L 时,霉菌感染的概率就会增加[2]。

【证据】

一、危重患者的代谢特点与营养支持

创伤、感染、休克均可引起机体应激状态,而导致机体内分泌紊乱,影响机体内环境。机体对这些应激因素的反应取决于它们的强度、持续时间以及患者的营养状态。同时还受患者的体温、意识状态、肌张力、活动度和治疗措施等因素的影响。参与高能量代谢的激素主要有促进大分子和糖原合成作用的胰岛素以及能促进糖原分解和糖异生的儿茶酚胺、可的松、胰高血糖素等。危重症患者的糖异生增加,使葡萄糖直接氧化供能减少,无效循环增加,而致血糖增高。临床观察到病情严重程度与患者血糖升高成正比,说明严重损伤所致的高能量消耗以分解代谢为主。另外会导致糖利用障碍,出现负氮平衡,因此在危重患者应急期给予低热量营养支持可以适度降低这种高代谢反应,有益于危重患者的恢复[3]。《2013 年加拿大危重症营养支持指南》建议,对于危重症患者,在进入 ICU24~48 h 内,尽早开始营养支持[4]。2016 版《SCCM 和 ASPEN 成人重患者营养支持疗法实施与评定指南》指出,对营养高风险(NRS‐2002>5 分或 NUTRIC 评分≥5 分)或者严重营养不良的患者应在检测再喂养综合征与耐受的情况下,尽早在 24~48 h 达到预期量[5]。

糖尿病是由于胰岛素分泌不足或胰岛素作用缺陷导致的一种以糖代谢紊乱为主,以高血糖为主要特征的全身慢性代谢性疾病。在糖尿病治疗中,饮食治疗是基础。适当的营养治疗是所有类型糖尿病治疗的基础,是糖尿病自然病程中任何阶段预防和控制不可缺少的措施。近年来,随着人们对胃肠道结构和功能研究的深入,肠内营养(EN)成为首选的营养支持方式。而 EN 是诱发高血糖的独立危险因素。无论患者既往是否有糖尿病病史,使用 EN 的住院患者约有 30%会出现高血糖[6]。因为血糖的升高是肝脏葡萄糖合成增加和外周组织葡萄糖利用减少的共同结果。

二、肠内营养过程中的血糖监测

《2012 美国内分泌学会临床实践指南解读:非急诊住院患者高血糖的管理》中,建议无论有无糖尿病史,应对接受肠内营养患者做床旁血糖监测。对正在进行肠内营养患者每 4~6 h 监测一次床旁血糖。有一些特殊情况,比如持续静脉胰岛素输注等情况下应该增加监测频率[7]。对于动态血糖的正常参考值,目前国际上尚缺乏公认的标准。根据国内开展的一项全国多中心研究结果,《中国血糖监测临床应用指南(2015 版)》推荐 24 h 平均血糖值<6.6 mmol/L,而 24 h 血糖≥7.8 mmol/L 及≤3.9 mmol/L 的时间百分率分别<4 h 和<

3 h;平均血糖波动幅度(MAGE)及血糖标准差(SDBG)分别<3.9 mmol/L 和<1.4 mmol/L 作为中国人动态血糖正常参考值标准[8]。对于进行胰岛素 强化治疗(多次胰岛素注射或胰岛素泵治疗)的患者在治疗开始阶段应每天 监测血糖 5~7 次,建议涵盖空腹、三餐前后、睡前血糖。如有低血糖表现需随 时测血糖。如出现不可解释的空腹高血糖或夜间低血糖,应在凌晨 2:00～ 3:00间监测血糖。达到治疗目标后每日监测血糖 2~4 次,主要涵盖空腹、睡 前血糖,必要时测餐后血糖。对于在进行间断喂养的糖尿病患者应关注餐后 血糖的管理。多项临床试验证据表明,餐后高血糖可能对心血管有直接危害 作用,餐后血糖>11.1 mmol/L 与糖尿病视网膜病变、胰腺肿瘤有很强相关 性,与老年 2 型糖尿病患者的整体功能、执行功能和思维集中功能呈负相关。 《2011 国际糖尿病联盟餐后血糖管理指南解读》将餐后血糖目标定为 9 mmol/L,更正了 2007 版中7.8 mmol/L 的餐后血糖目标,主要是为了避免 糖尿病患者发生低血糖的风险[9]。《2012 美国内分泌学会临床实践指南解 读:非急诊住院患者高血糖的管理》建议,无论是否有糖尿病史,都应对正在 接受肠内或肠外营养的患者做床旁监测[7]。

三、EN 支持的糖尿病住院患者的血糖控制

1. 血糖控制目标:目前对 EN 患者的血糖控制目标仍有争议。2009 年中 国肠外肠内营养学术会议专题报告中提出,内科 ICU 强化胰岛素治疗并不能 降低病死率,严格控制血糖存在风险,建议血糖控制目标<8.3 mmol/L。研 究发现,对于合并糖尿病的患者,若血糖控制过于严格(4.4~7.8 mmol/L), 其低血糖的发生风险显著提高[10]。目前尚无足够证据表明不同的血糖控制 目标对临床结局有明显影响。

2. 血糖控制方法

(1)血糖监测:毛细血管血糖检测是血糖监测的首选方法。一般建议血 糖持续>7.8 mmol/L 的患者,每 4~6 h 监测一次血糖;处于应激状态、持续 静脉滴注胰岛素的患者,每 1h 监测一次血糖[6]。《中国动态血糖监测临床应 用指南》基于循证医学证据在准确性和安全性方面的局限性,暂不推荐在 ICU 中单纯采用实时动态血糖技术进行血糖监测[11]。

(2)EN 制剂的选择:《中国糖尿病医学营养指南(2013 版)》推荐,糖尿病 患者每人每日按照 25~30 kcal/kg 计算基本能量摄入[10]。与标准 EN 配方 相比,减少碳水化合物的比例有利于血糖控制;提高单不饱和脂肪酸的比例 有助于改善糖耐量。因此,理想的糖尿病患者 EN 制剂应减少碳水化合物,同 时适量增加脂肪所占能量比例。"低血糖指数型""含缓释淀粉"的 EN 制剂有 利于血糖控制[12-14]。

四、EN 支持的危重症患者的血糖控制

《中国糖尿病医学营养治疗指南（2013）》推荐，危重病患者早期肠内营养有助于应激性高血糖的控制，建议静脉输入胰岛素以控制危重病患者的应激性高血糖。血糖达到 10 mmol/L 时即建议开始进行胰岛素治疗，其目标为控制血糖在 7.8～10 mmol/L。应定期监测血糖，防止低血糖风险（需要干预的低血糖：3.8 mmol/L）[10]。《卒中患者吞咽障碍和营养管理的中国专家共识（2013 版）》指出对于因昏迷、认知功能障碍或吞咽障碍不能经口摄食的患者，应予以管饲喂养。早期肠内营养支持治疗能改善急性卒中患者近期预后，减少营养不良的发生率及病死率。故早期（24～48 h 内）提供合适的营养可能会把营养不良及其后果降至最低。肠内营养配方可选择具备地中海饮食特征（如高单不饱和脂肪酸、低饱和脂肪酸、富含多种膳食纤维等）的饮食。对实施管饲的危重症患者，推荐使用肠内营养输注泵控制速度，有效控制血糖可提高肠内营养的耐受性[15]。

五、不同 EN 配方对血糖的影响

血糖指数（GI）是指与参照食物（葡萄糖或白面包）摄入后血糖浓度的变化程度相比，含糖食物使血糖水平相对升高的相对能力。根据血糖指数的高低可将食物分为低 GI（<55）、中 GI（55～75）、高 GI（>75）食物。低 GI 食物在胃肠内停留时间长，释放缓慢，血糖峰值低、波动小，也可减少低血糖的发生[12]。有研究表明，危重患者在 EN 时选用含缓释淀粉的肠内营养制剂能显著降低平均血糖值、血糖变异系数、最高血糖值和血糖>11.1 mmol/L 发生率[13]。有研究报道，非糖尿病老年重症肺炎患者在泵入胰岛素控制血糖的情况下匀速管饲肠内营养混悬液（TPF-DM）后对血糖 24 h 波动图谱分析，持续管饲滴注 TPF-DM 可有效控制其在应激状况下的血糖波动幅度[16]。TPF-DM 的碳水化合物总量低，为 70% 木薯淀粉和 30% 果糖。木薯淀粉在其自然形态时就具有高黏性，这种高黏性有降低水解和较好的血糖控制的作用。TPF-DM 具有更高的单不饱和脂肪酸含量，饱和脂肪酸供能比为 4.4%，多不饱和脂肪酸供能比低于 10%。有研究对各种肠内营养配方进行比较。高单不饱和脂肪酸配方特点是低碳水化合物、高单不饱和脂肪酸。碳水化合物产热量占总热卡的 35% 左右，脂肪占 50% 左右，其中高单不饱和脂肪酸产生的热卡占总脂肪热卡的 70%。饱和和多不饱和脂肪酸均小于 10%，对高血糖、高血脂患者来说高单不饱和脂肪酸配方较为安全[2,17]。

六、EN 期间血糖控制方案

有研究报道采用甘精胰岛素联合普通胰岛素皮下注射较皮下注射普通

胰岛素血糖达标率增高,高血糖发生率显著下降,血糖控制的平稳性增加。另外间歇输注 EN 营养液应在间歇期减少胰岛素用量[18]。《2012 美国内分泌学会临床实践指南解读:非急诊住院患者高血糖的管理》指出,对可能有糖尿病的高血糖患者,即血糖>7.8 mmol/L,提议启用胰岛素治疗方案。专家建议对接受持续、循环或间歇肠内营养治疗的患者使用皮下胰岛素注射治疗,其中短效或中效药物可以减少胰岛素注射次数,被认为更适用于这类患者[7]。

　　临床上 EN 患者的血糖控制方式主要有双泵法(肠内营养泵和胰岛素泵)、间断皮下注射胰岛素法和持续静脉滴注胰岛素法等 3 种。研究表明,对于糖尿病危重症术后患者,早期 EN 支持使用双泵法,可动态调整胰岛素的输注量,有利于平稳控制血糖。而传统静脉滴注胰岛素可能存在胰岛素混合不均、附壁、残余等问题,不易控制血糖,且易出现大的波动[14]。一项比较不同胰岛素治疗方案对 EN 患者血糖控制情况的试验表明,根据血糖值即时调整肠内营养液中胰岛素的比例(SSRI)的患者和使用长效胰岛素的患者在血糖控制方面无明显差异,但在 SSRI 组,48%的患者因为持续高血糖需加用中效胰岛素(NPH),这表明 EN 患者采用长效胰岛素联合短效胰岛素控制血糖有效[19]。对大多数 EN 患者而言,低剂量基础胰岛素联合补充常规胰岛素在血糖控制方面是有效的[6]。高血糖是住院患者使用 EN 的常见并发症,综合目前研究结果,可通过图 10-1 流程对 EN 患者出现的高血糖进行管理[20]。

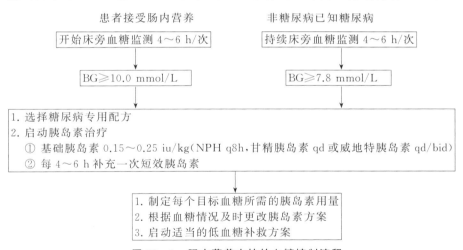

图 10-1　肠内营养支持的血糖控制流程

七、低血糖的控制与应急处理

　　对低血糖的控制应关注:低血糖高危人群如糖尿病病程>15 年、存在无感知性低血糖病史、有严重伴发病如肝肾功能不全或全天血糖波动大并反复出现低血糖的患者;具有高危心脑血管疾病风险(10 年心血管风险>10%)者,包括大部分>50 岁的男性或>60 岁的女性合并一项危险因素(即心血管疾病家族史、高血压、吸烟、血脂紊乱或蛋白尿)者。在胰岛素应用过程中血糖<3.9 mmol/L 时护理人员应做好对低血糖事件的应急处理[7]。

八、营养输注泵的使用

在肠内营养中,输注速度过快或过慢,可引起患者血糖水平的明显波动,不利于营养物质的吸收和利用,甚至可能发生高渗非酮症性昏迷或低血糖反应及其他严重的代谢性并发症,同时也可能造成或加重患者的胃肠道不适。中华医学会《临床诊疗指南:肠内肠外营养学分册(2008 版)》推荐对血糖波动较大(高渗非酮症性昏迷或低血糖反应及其他严重的代谢性并发症)的患者推荐使用肠内营养输注泵[21]。一项随机对照实验表明,应用肠内营养输注泵进行 EN 制剂的输入在控制血糖波动范围、平均血糖值、高血糖及低血糖发生率方面均具有统计学差异($P<0.05$)[22]。

九、推荐意见

1. 危重病患者接受营养支持治疗时,早期肠内营养有助于控制应激性高血糖的发生。(A 级)

2. 合并糖尿病的危重病患者接受肠内营养治疗,推荐使用糖尿病适用型肠内营养制剂。(B 级)

3. 毛细血管血糖检测是血糖监测的首选方法。对正在进行肠内营养患者每 4～6 h 监测一次床旁血糖,对于进行胰岛素强化治疗的患者在治疗开始阶段应每天监测血糖 5～7 次,建议涵盖空腹、三餐前后、睡前血糖。处于应激状态、持续静脉滴注胰岛素的患者,每 1 h 监测 1 次血糖。(A 级)

4. 成人住院患者接受营养支持的理想血糖控制目标是 7.8～10.0 mmol/L,餐后血糖目标以 9 mmol/L 为宜,血糖达到 10 mmol/L 时即建议开始进行胰岛素治疗。应定期监测血糖,防止低血糖风险(需要干预的低血糖:3.8 mmol/L)。(A 级)

5. 对血糖波动较大(高渗非酮症性昏迷或低血糖反应及其他严重的代谢性并发症)的患者推荐使用肠内营养输注泵。(A 级)

6. 危重患者在 EN 时选用含缓释淀粉的肠内营养制剂,高单不饱和脂肪酸配方对高血糖、高血脂患者较为安全。(A 级)

7. 对于糖尿病危重症术后患者,早期 EN 支持使用双泵法(肠内营养泵和胰岛素泵),可动态调整胰岛素的输注量,有利于精确控制血糖。(B 级)

8. 关注低血糖高危人群,在胰岛素应用过程中血糖<3.9 mmol/L 时护

理人员应做好对低血糖事件的应急处理。（A 级）

9. 对大多数肠内营养患者,低剂量基础胰岛素联合补充常规胰岛素在血糖控制方面是有效的。（C 级）

参考文献

[1] Gianchandani R Y，Esfandiari N H，Haft J W，et al. Diabetes and stress hyperglycemia in the intensive care unit：outcomes after cardiac surgery[J]. Hospital Practice，2012，40(2)：22 - 30.

[2] 高秀林,蒋朱明,王秀荣,等. 糖尿病患者的肠内营养支持与血糖控制[J].中国临床营养学杂志,2001,9(3):178 - 181.

[3] 彭南海,黄迎春.肠外与肠内营养护理学［M］.南京：东南大学出版社,2016：149 - 151.

[4] Dhaliwal R，Cahill N，Lemieux M，et al. The Canadian critical care nutrition guidelines in 2013：an update on current recommendations and implementation strategies.[J]. Nutr Clin Pract，2014，29(1)：29 - 43.

[5] Stephen A，McClave M D，Beth E，et al. Guidelines for the provision and assessment of nutrition support therapy in the adult critically ill Patient：Society of Critical Care Medicine（SCCM）and American Society for Parenteral and Enteral Nutrition（ASPEN）[J]. Journal of Parenterral & Enteral Nutrition,2016,40 (2)：159 - 211.

[6] 孙璐,马建华.糖尿病患者肠内营养支持的血糖控制[J].中国糖尿病杂志,2016,24(3)：279 - 281.

[7] 郭剑津,杨涛.2012 美国内分泌学会临床实践指南解读：非急诊住院患者高血糖的管理[J]. 中国医学前沿杂志(电子版),2012,4(3)：64 - 69.

[8] 中华医学会糖尿病学分会.中国血糖监测临床应用指南(2015 版)[J].中华糖尿病杂志,2015,7(10)：603 - 700.

[9] 周健,贾伟平.2011 国际糖尿病联盟餐后血糖管理指南解读[J]. 中国医学前沿杂志(电子版),2012,4(3)：75 - 78.

[10] 中华医学会糖尿病学分会,中国医师协会营养医师专业委员会. 中国糖尿病医学营养治疗指南(2013)［J].中华糖尿病杂志,2015,7(2)：73 - 88.

[11] 中华医学会糖尿病学分会.中国动态血糖监测临床应用指南(2012 年版)[J].中华糖尿病杂志,2012,4(10)：582 - 590.

[12] 李硕,黄茂涛,胡利苹,等. 低血糖指数型肠内营养制剂对血糖控制的影响[J].西南国防医药,2016,23(6)：635 - 636.

[13] 柳梅,范学朋.含缓释淀粉的肠内营养制剂对危重症患者血糖及预后的影响[J].肠外与肠内营养,2015,22(3)：140 - 142.

[14] 王寰.含缓释淀粉的整蛋白型肠内营养剂对血胰岛素/血糖曲线下面积及血糖的影响[J].中国临床营养杂志,2010,32(12)：172 - 173.

[15] 卒中患者吞咽障碍和营养管理中国专家组. 卒中患者吞咽障碍和营养管理的中

国专家共识(2013 版)[J].中国卒中杂志,2013,8(12):973 - 983.

[16] 卢薇,郑永科,顾南嫒,等.两种肠内营养液应用于老年重症肺炎患者血糖控制的临床疗效对比[J].全科医学临床与教育,2016,14(2):152 - 154,178.

[17] 王梅子,陈耿臻,谢舜峰,等.胃肠术后应激性高血糖患者实施早期低能量肠内营养支持的临床研究[J].实用医学杂志,2008,24(18):3147 - 3150.

[18] 刘扬,何伟,周华,等.重症患者肠内营养期间的血糖管理[J].中国危重病急救医学,2012,24(9):546 - 549.

[19] Korytkowski M T,Salata R J,Koerbel G L,et al. Insulin therapy and glycemic control in hospitalized patients with diabetes during enteral nutrition therapy:a randomized controlled clinical trial[J]. Diabetes Care,2009,32(4):594 - 596.

[20] Gosmanov A R,Umpierrez G E. Management of hyperglycemia during enteral and parenteral nutrition therapy[J]. Current Diabetes Reports,2013,13(1):155 - 162.

[21] 中华医学会.临床诊疗指南:肠外肠内营养学分册(2008 版)[M].北京:人民卫生出版社,2009:33.

[22] 陈玉桃,陈少敏,唐景洁.肠内营养泵用于肠内营养治疗对糖尿病患者血糖控制的效果评价[J].中国实用护理杂志,2011,27(31):13 - 14.